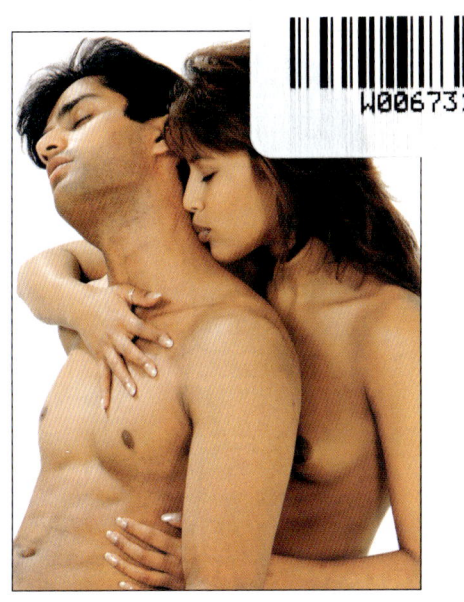

Mosaik
bei GOLDMANN

Anne Hooper

Sex
Pocket-
Guide

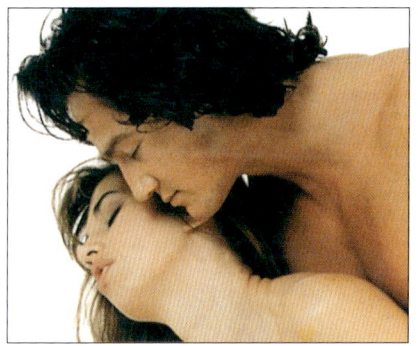

Mosaik
bei GOLDMANN

Bildnachweis
Produktion: Focus Publishing, The Courtyard,
26 London Road, Sevenoaks, TN13 1AP
Fotos: Mark Harwood, Ranald MacKechnie,
Paul Robinson, Jules Selmes

Umwelthinweis
Alle bedruckten Materialien dieses Taschenbuches
sind chlorfrei und umweltschonend.

2. Auflage
Vollständige Taschenbuchausgabe Juni 2003
Wilhelm Goldmann Verlag, München,
ein Unternehmen der Verlagsgruppe Random House GmbH
© 2000 Mosaik Verlag, München,
ein Unternehmen der Verlagsruppe Random House GmbH
© 1999 by Anne Hooper
Originaltitel und Originalverlag: Great Sex Guide,
Dorling Kindersley Limited, London, 1999
Übersetzt von Gabi Lichtner
Umschlaggestaltung: Design Team München unter Verwendung
eines Umschlagfotos von: Anness Publishing Limited
Reproduktionen: Lorenz & Zeller, Inning a. A.
Satz: Barbara Rabus, Sonthofen
Druck: Alcione, Trento
Verlagsnummer: 16563
Kö · Herstellung: IH
Printed in Italy
ISBN 3-442-16563-6
www.goldmann-verlag.de

Inhalt

Daumenkino
Gönnen Sie sich ein zusätzliches Vergnügen und blättern Sie das Buch in einem Zug durch, am besten mit dem linken Daumen. Auf der rechten Seite sehen Sie ein Liebespaar, das alle Stellungen der Liebe ausprobiert.

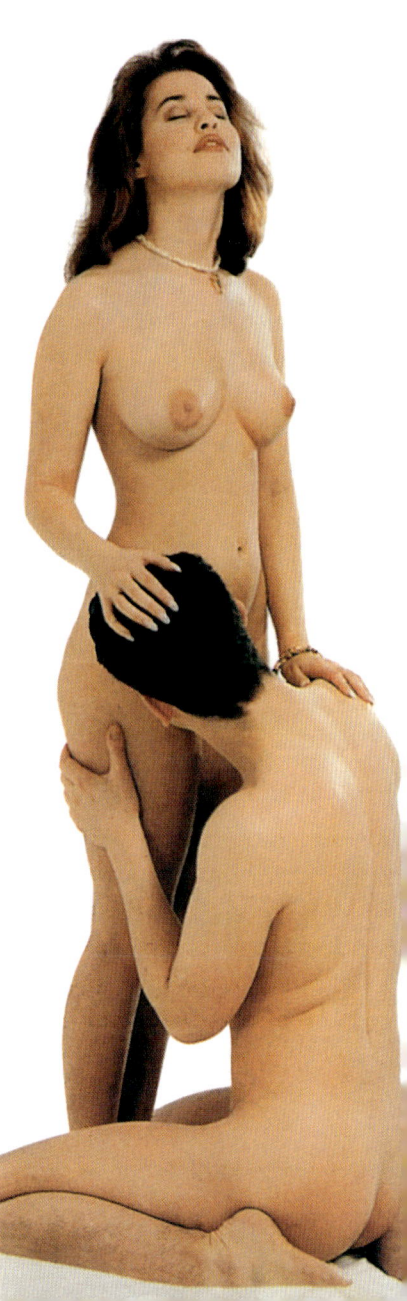

Einleitung

Dieses Buch möchte Ihnen den Weg zu wunderbarem Sex zeigen. Aber was ist wunderbarer Sex? Zunächst einmal das Praktizieren von *Liebe*, einem intimen Austausch zwischen Ihnen und Ihrem Partner, bei dem Sie Ihre innersten Gefühle ohne Angst, völlig entspannt und mit Genuss ausdrücken können. Es geht um ein intensives körperliches Gefühl, aber auch um spirituelle Entdeckung und Erfüllung.

Freisetzen sexueller Energie

Guter Sex ist vor allem ein Prozess, bei dem Sie mit einem geliebten Menschen sexuelle und emotionale Energie auf höchster Stufe teilen.

Ich kann Ihnen den Weg nur vorschlagen, wie Sie mit einem liebenden und verständnisvollen Partner wunderbaren Sex haben können, aber nur Sie und Ihr Partner können ihn verwirklichen. Es geht um das Erschließen Ihrer sexuellen Energie durch eigene Aktivität. Und sexuelle Energie ist eine Art »natürlicher Elektrizität« des Körpers, ein unsichtbares Kraftfeld, das ständig in uns allen und um uns alle herum besteht.

ZEIT FÜR DIE LIEBE

Lernen Sie, sich Zeit für die Liebe zu lassen, und genießen Sie das allmähliche Anwachsen Ihrer sexuellen Energie. So können Sie wieder wunderbare Erlebnisse haben.

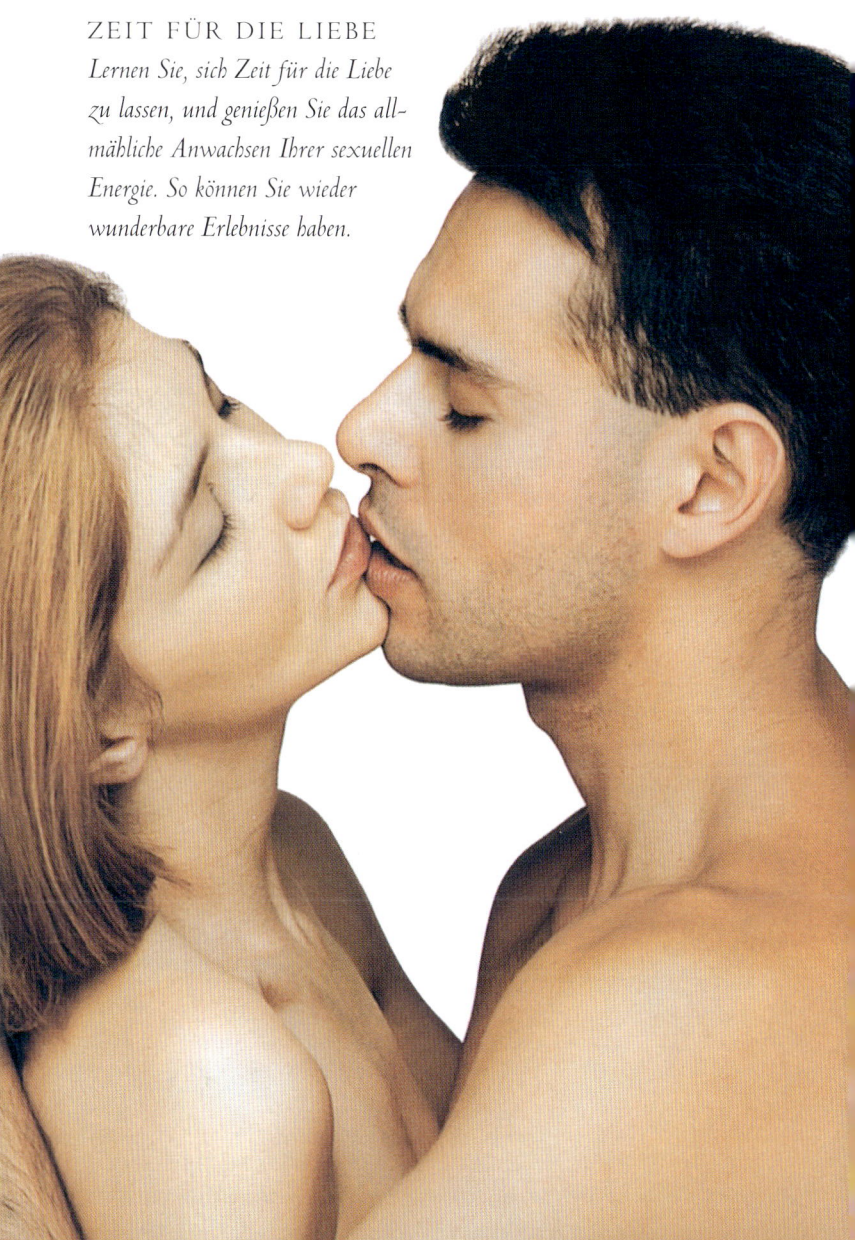

Die Vorstellung, dass der Körper Energie besitzt, stammt aus früher Zeit. Die alten Chinesen glaubten, dass durch richtige Stimulation bestimmter Meridianpunkte des Körpers dem Individuum Energie zugeführt wurde.

Um diese verborgenen Kraftpunkte zu nutzen, werfen Sie erst einmal die Vorstellung über Bord, dass nur spontaner Sex guter Sex ist. Das alte *Tao des Sex* beschreibt genau einige Handlungen, die die Erzeugung von Energie zum Ziel

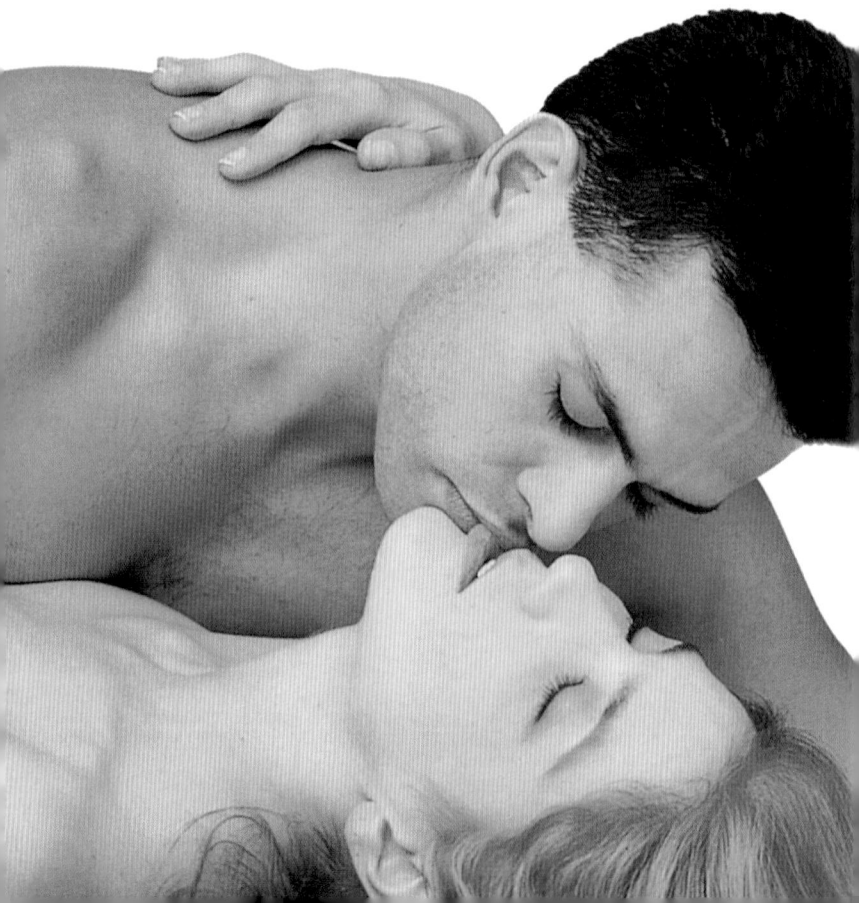

haben. Spontaner Sex ist wunderbar, aber auch viele andere Methoden sind wunderbar, die Körper und Seele zusammenführen und bei denen Sie fantastischen Sex genießen können.

Den Zauber wieder entfachen

Erinnern Sie sich noch an die Zeiten, als Sie und Ihr Partner Liebe machten und alles wunderbar lief? Als Sex so viel Spaß machte, dass Sie wie junge Hunde im Bett umhertollten? Erinnern Sie sich, wie Sie sich mit einem berauschenden Gefühl der Sinnlichkeit lang ausgestreckt haben? Waren das nicht großartige Zeiten, als Sie diese Freuden zum ersten Mal entdeckten?

Natürlich können Sie dieses erste Mal nicht zurückholen, aber mit diesem Buch können Sie lernen, wie Sie Ihre sexuellen Batterien wieder aufladen. Sie können die Freuden der Liebe mit Ihrem Partner wieder entdecken und die wunderbarsten sexuellen Erlebnisse haben, die Sie sich vorstellen können.

Anne Hooper

ENERGIE GEBEN
Durch Ihre eigene sexuelle Energie können Sie Ihrem Partner helfen, die seine zu entdecken.

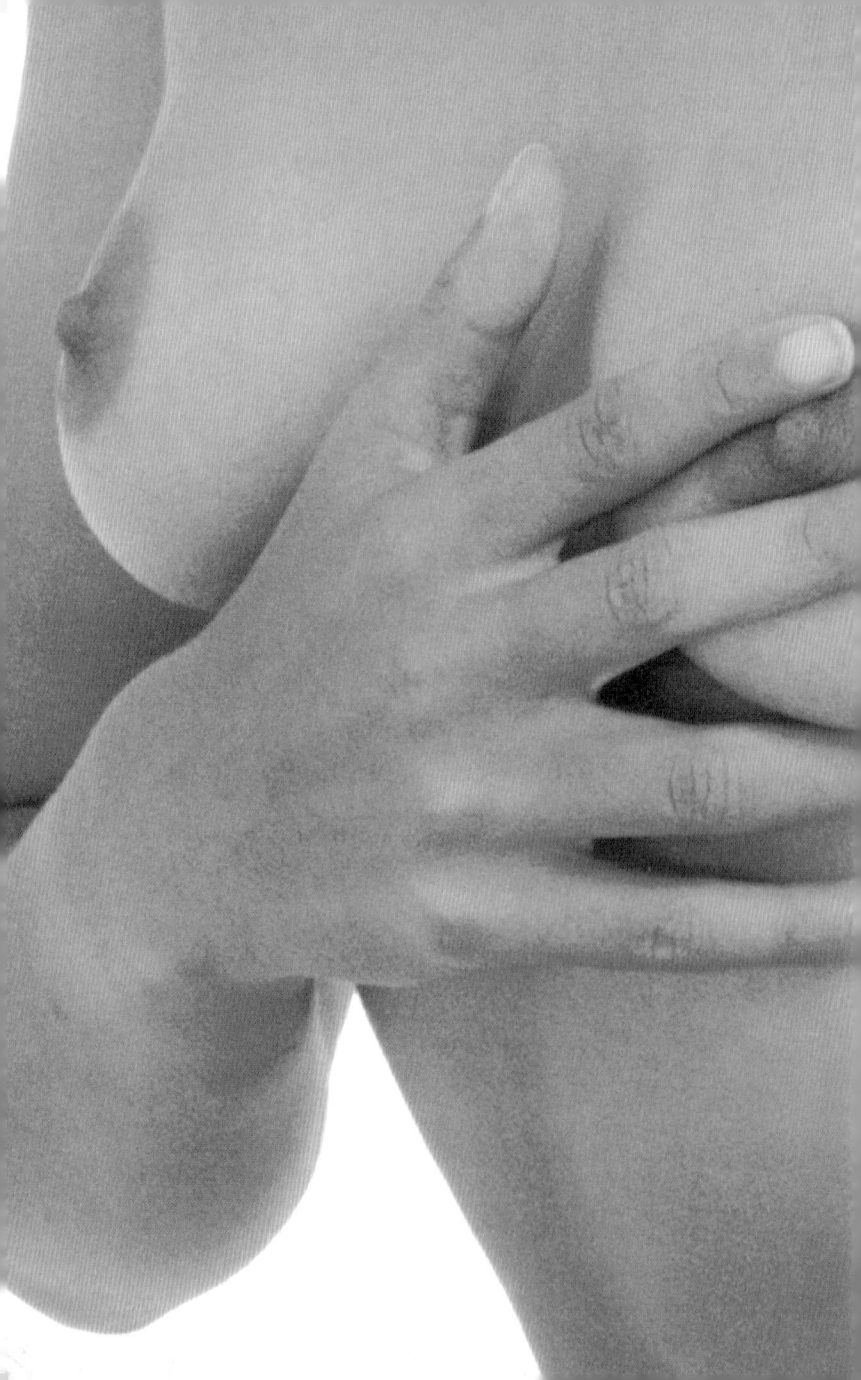

Befreite Sexualenergie

Wenn Sie ein wenig Zeit darauf verwenden, Ihren Geist und Körper auf die kommenden Freuden vorzubereiten, werden Sie köstliche Früchte ernten. Sie können Wege entdecken, wie Sie sich ganz auf das sexuelle Vergnügen konzentrieren und alle Hemmungen verlieren und wie Sie Ihre innersten spirituellen und körperlichen Energien anzapfen und Ihre Liebesfähigkeit erhöhen. Lesen Sie weiter und lernen Sie, wie es geht.

Entspannung und Energie

F ast alle in diesem Buch beschriebenen Aktivitäten sind dazu gedacht, von zwei Personen gemeinsam ausgeführt zu werden, denn für die meisten Menschen ist es am schönsten, sexuelle Energie in Gesellschaft eines Partners zu verströmen und zu empfangen. Die Übungen in diesen einleitenden Kapiteln beschreiben jedoch zunächst, wie man die sexuelle Energie im eigenen Körper aufbaut. Natürlich können Sie diese Übungen auch in Gesellschaft Ihres Partners durchführen, wenn Sie mögen.

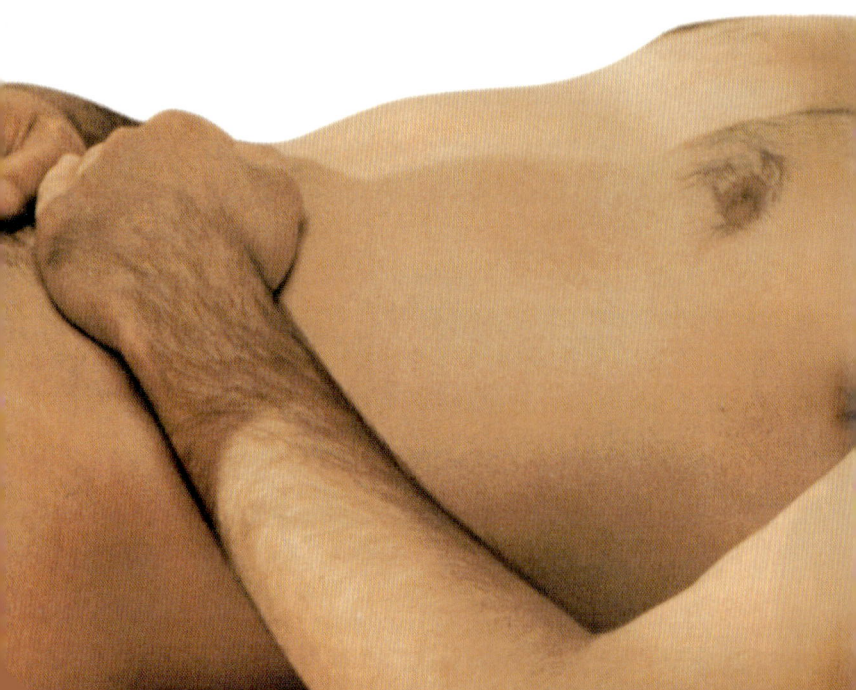

ENTSPANNEN

Es ist nicht immer leicht »abzu-
schalten«. Bereiten Sie sich darauf
vor: lockere Kleidung — oder gar
keine —, eine bequeme Lage und
völlige ungestörte Ruhe.

Schließen Sie die Augen,
genießen Sie die Entspannung

Spannung und Entspannung

Nicht jede Form der Entspannung ist jederzeit wünschenswert. Ist der Körper allzu entspannt, hat er eher das
Bedürfnis einzuschlafen, als mit sexueller Begeisterung aufgeladen zu werden. Ist man jedoch in einem Zustand geis-
tiger Entspanntheit bei gleichzeitiger körperlicher Wach-
heit, erreicht man die Art sexuellen Gleichgewichts, die zu
herrlich befriedigenden Gefühlen führen kann. Paradoxer-
weise kann man diesen Zustand erreichen, indem sowohl
der Körper als auch der Geist zunächst entspannt werden.

ENTSPANNEN LERNEN

*Durch regelmäßiges Üben werden Sie sich mit der Zeit leichter entspan-
nen können. Schließen Sie die Augen, denken Sie an
nichts, liegen Sie still, und streicheln Sie sich.*

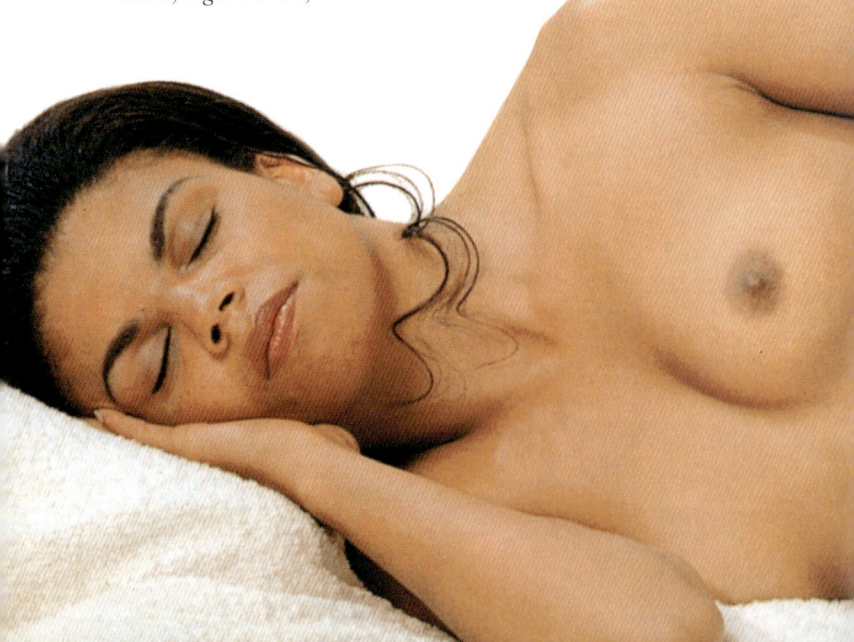

Bewusste Anspannung

Körperliche Entspannung erreichen wir dadurch, dass
wir den Körper absichtlich unter Spannung setzen und
danach spüren, wie entspannt er im Gegensatz dazu sein
kann. Die meisten glauben, dass man für einen Orgasmus
entspannt sein muss. Der Orgasmus ist jedoch eine
Mischung aus entspanntem Geisteszustand und ange-
spannter Muskelaktivität. Betrachten Sie also Entspannung
als den Ausgangspunkt für unterschiedliche Aspekte von
Sexualität.

*Streicheln Sie sich selbst, um
sich zu entspannen*

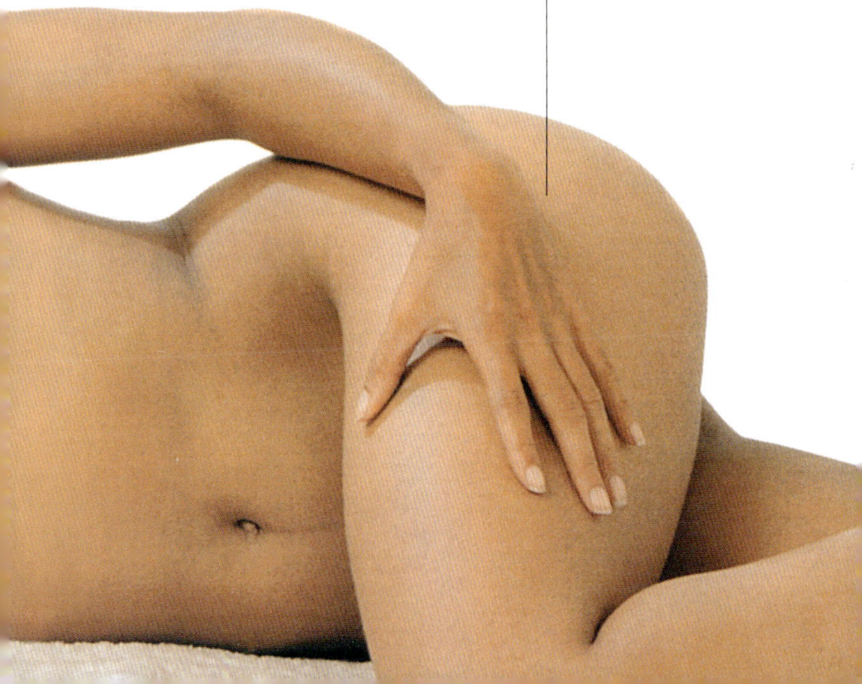

Entspannung lernen

Spannung und Entspannung sind wie zwei Seiten einer Münze; man kann das eine nicht ohne das andere haben. Die folgenden Übungen zeigen Ihnen, wie Sie sich vollkommen entspannen können, indem Sie Ihren Körper zunächst bewusst anspannen. Sie erfahren auch etwas über körperliche Energie – Ihr erster Schritt auf der Reise zu sexueller Dynamik.

Bequem liegen

Legen Sie sich auf einem Handtuch flach auf den Rücken. Atmen Sie langsam durch die Nase ein und durch den Mund wieder aus. Achten Sie nach ein paar Minuten darauf, welche Teile Ihres Körpers sich angespannt anfühlen.

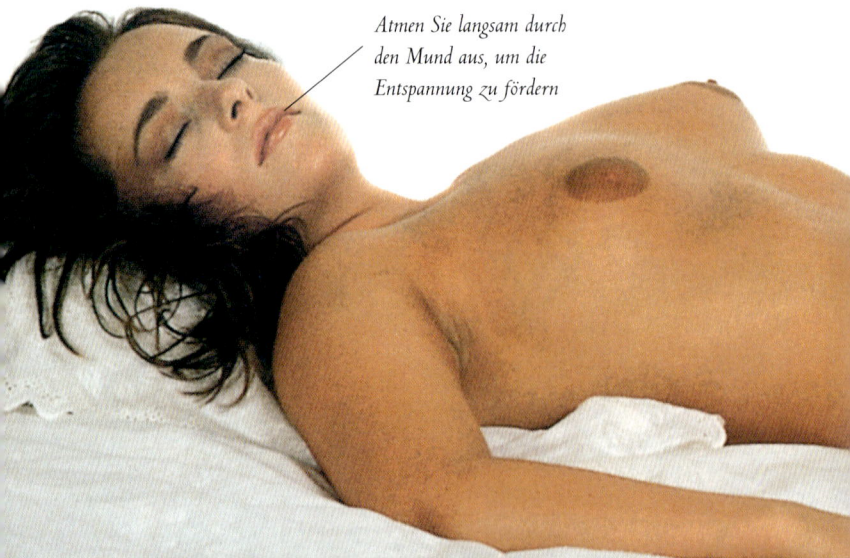

Atmen Sie langsam durch den Mund aus, um die Entspannung zu fördern

Angespannte Stellen spüren

Wenn Sie eine verspannte Stelle spüren, spannen Sie diese ganz stark an, zählen Sie bis drei und lassen Sie dann los. Fühlen Sie sich überall angespannt, bearbeiten Sie den ganzen Körper, spannen Sie nach und nach alle Körperteile an und entspannen Sie sie wieder. Beginnen Sie an der rechten Fußspitze und arbeiten Sie das rechte Bein aufwärts, dann genauso beim linken Bein und durch den ganzen Körper bis zum Hals, immer wieder anspannend und entspannend.

DIE ATMOSPHÄRE

Wählen Sie einen ruhigen, bequemen Ort. Die richtige Umgebung ist sehr wichtig für eine tiefe Entspannung.

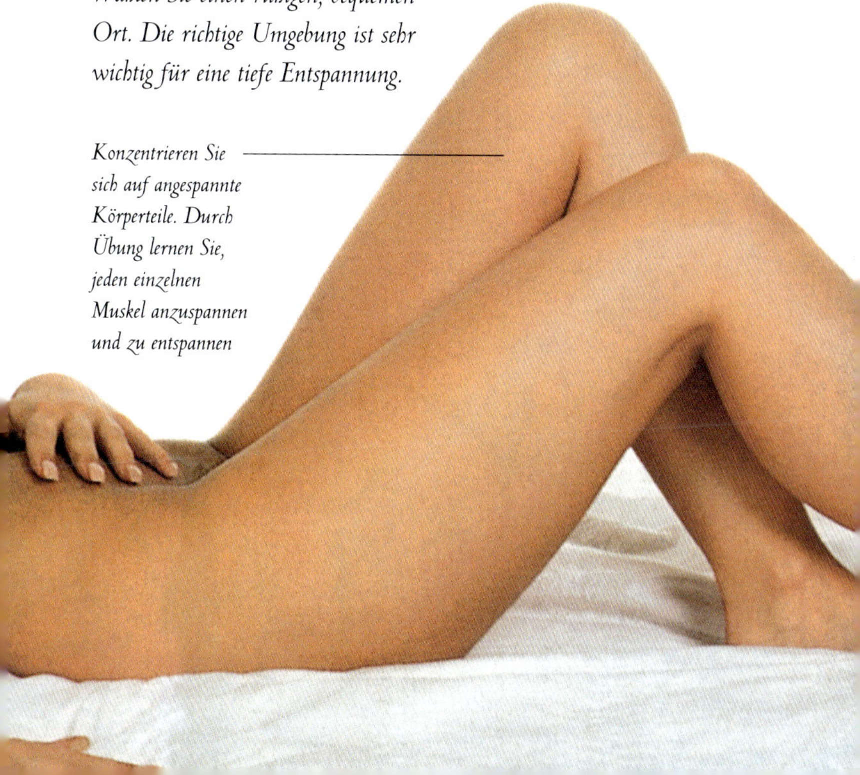

Konzentrieren Sie sich auf angespannte Körperteile. Durch Übung lernen Sie, jeden einzelnen Muskel anzuspannen und zu entspannen

Das Gesicht anspannen

Auch das Gesicht kann man trainieren. Drücken Sie Ihr
Kinn fest gegen den Hals und zählen Sie bis drei, dann
entspannen Sie sich. Legen Sie Ihren Kopf zurück, sodass
Sie zur Decke schauen, halten Sie ihn so, entspannen Sie
sich. Spannen Sie jede Gesichtsseite an, halten, entspannen.
Öffnen Sie Ihren Mund ganz weit, halten und entspannen.

Totale Entspannung

Wenn Sie jeden Teil Ihres Körpers angespannt und entspannt haben, überprüfen Sie, ob es noch immer verspannte Stellen gibt. Spannen Sie diese noch einmal an und
entspannen Sie sie wieder.

Langsame Bewegungen

Nehmen Sie sich am Ende der Entspannung Zeit. Setzen
Sie sich nicht sofort auf. Genießen Sie eine Weile noch die
Ruhe in Ihren Gliedern und sagen Sie sich, dass Sie es
nicht eilig haben. Rollen Sie sich auf den Bauch und kommen Sie langsam in die Hocke. Das
verhindert ein Abfließen des Blutes
aus Ihrem Kopf und ein Schwindelgefühl.

GENUSS DES MOMENTS
Heben Sie die Arme langsam über den Kopf und
atmen Sie dabei tief ein. Fühlen Sie, wie die Energie
Sie durchströmt.

18

Die Wichtigkeit des Atmens

Beim Anspannen vergisst man leicht, langsam und gleichmäßig weiterzuatmen. Wenn wir angespannt und gehetzt
sind, atmen wir kurz und flach. Absichtlich den Atem zu
verlangsamen hilft, ruhig zu werden.

HARMONIE
VON GEIST UND
KÖRPER

*Konzentrieren Sie sich
auf Stellen, die noch
verspannt sind*

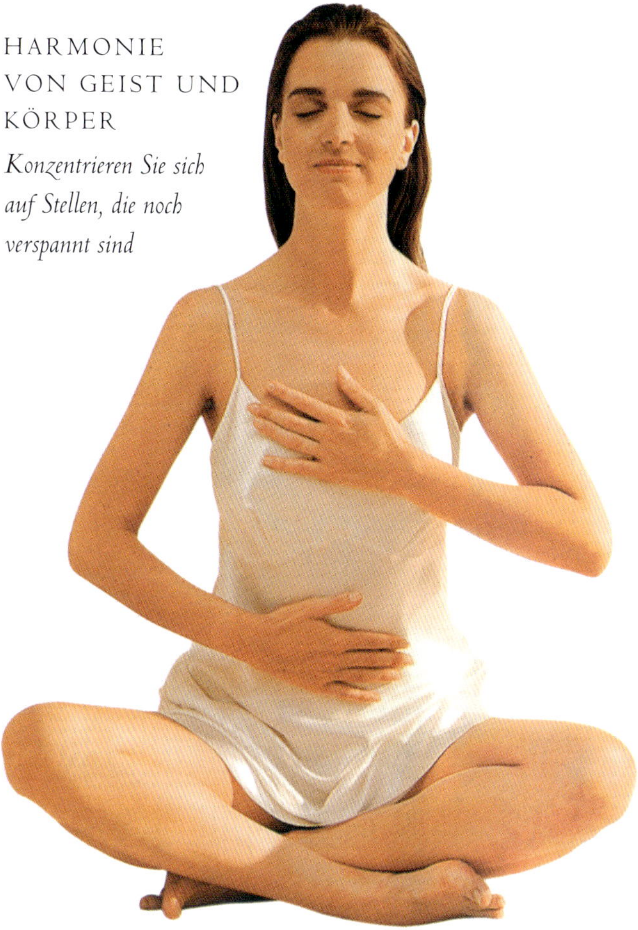

Körperenergie

Die Vorstellung, dass der menschliche Körper eine Art unsichtbares Kraftfeld besitzt, ist nicht neu. Wenn wir tief atmen, können wir Energie fühlen, indem wir uns durch bewusste Körperspannung »öffnen«. Manche Menschen reagieren fast schockiert, wenn sie das erste Mal den Strom sexueller Energie fühlen.

Die Bedeutung des richtigen Atmens

Tief zu atmen ist der Schlüssel zur Freisetzung von Emotionen. Manche gewöhnen sich daran, kurz und flach zu atmen. Dadurch verhindert man das Bewusstwerden negativer Gefühle, aber man bringt sich auch um den Genuss der positiven Gefühle.

Richtig atmen

Atmen Sie mit dem Zwerchfell. Atmen Sie tief und langsam durch die Nase ein und durch den Mund aus. Zur

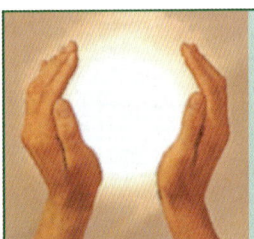

Kirlian-Energie
Die Kirlian-Fotografie zeigt das Energiekraftfeld, das alle lebenden Objekte ausstrahlen und das entsprechend dem Gesundheitszustand variiert. Mit den bioenergetischen Übungen auf den folgenden Seiten können Sie Stärke und Qualität der Körperenergie verbessern.

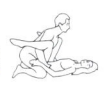

Überprüfung legen Sie die Hand auf die Stelle unter Ihrer
Brust zwischen den Rippen. Fühlen Sie, wie Ihre Rippen
sich beim Einatmen heben und ausdehnen? Wenn Sie nur
spüren, dass Ihr Bauch sich hebt und senkt, machen Sie es
nicht richtig. Verlagern Sie die Aktivität bewusst aufwärts.
Das regelmäßige Atmen mit dem Zwerchfell ist die
Grundlage aller Übungen auf den folgenden Seiten.

SPÜREN SIE IHRE ENERGIE
*Wenn Sie sich gegenseitig auf Ihre Energie einstimmen, erleben Sie und
Ihr Partner körperliche und spirituelle Harmonie.*

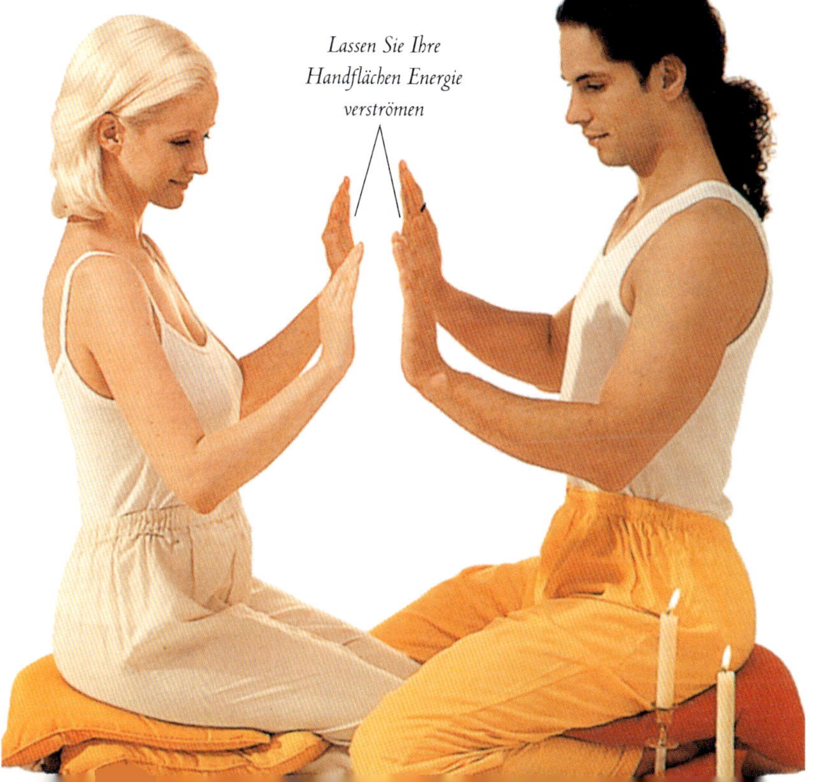

*Lassen Sie Ihre
Handflächen Energie
verströmen*

Bioenergie

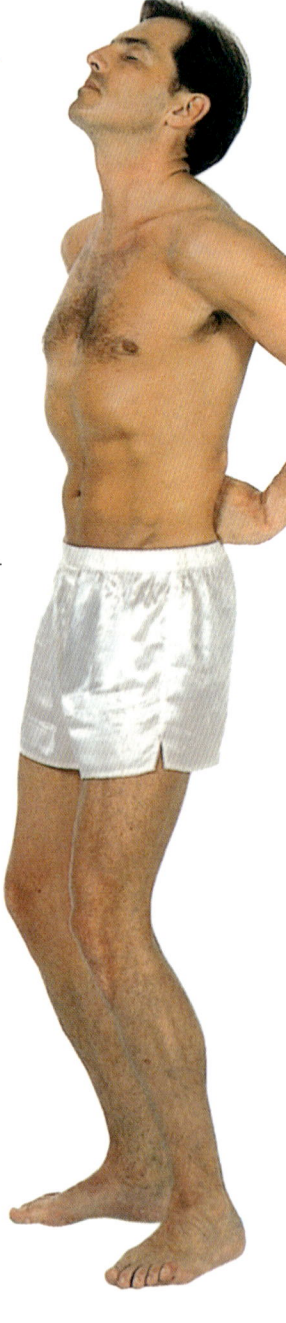

Aus der Schule der »Bioenergie« sind eine ganze Reihe Übungen hervorgegangen, die ein besseres Körpergefühl erzeugen, Energie freisetzen und ein großartiges Vorspiel für die Liebe sind.

Der Energiefluss
Erden oder Erdung ist eine bioenergetische Übung, bei der Sie die Energie spüren, die sowohl durch die Erde wie auch durch Ihren Körper fließt. Sie treten auf angenehme und entspannende Art in Kontakt mit Ihrer inneren Kraft. Erden ist eine gute Methode, um vor allem die Kraft in Oberbeinen und Becken zu fühlen.

SPÜREN SIE DIE VIBRATION
Wenn Sie diese Übung ein paar Mal gemacht haben, fühlen Sie durch den Energiefluss im oberen Teil Ihrer Beine eine Vibration.

Erden

1 Die Füße im Abstand von ca. 45 Zentimeter fest auf dem Boden, die Zehen etwas nach außen, die Knie leicht gebeugt. Drücken Sie die Fäuste über der Hüfte gegen den Rücken.

2 Lassen Sie den Kopf nach hinten fallen und drücken Sie gleichzeitig die Hacken fest auf den Boden. Visualisieren Sie den Boden als eine gewaltige Energiequelle und sich selbst als Baum oder Pflanze, die aus dieser Energie schöpft. Haltung so lange beibehalten, wie Beine und Nacken es zulassen, dabei Zwerchfellatmung.

— Drücken Sie die Fäuste in den Rücken, um so den Energiestrom im Beckenbereich zu konzentrieren

3 Mit dem Ausatmen aufrichten, dann den Oberkörper absenken, die Hände berühren fast den Boden. So bleiben, die Hacken sind weiter fest am Boden. Nach einigen Minuten aufrichten und entspannen.

4 Nachdem Sie die Übung einige Male ausgeführt haben, fühlen Sie eine Vibration in den oberen Beinen, die die Freisetzung des Energieflusses anzeigt.

Ruhe und Genuss
Wenn Sie das Erden beendet haben, legen Sie sich aufs Bett und gönnen Sie sich ein, zwei Minuten Entspannung, bevor Ihr Körper eine sinnliche Massage erhält. Konzentrieren Sie sich auf Ihre Körpermitte und die Oberbeine, und spüren Sie, wie die Energie Sie durchflutet.

Beckenheben

Während bei einigen beim Sex der ganze Körper belebt wird, beschränkt sich bei anderen das Gefühl auf die Genitalien. Durch Beckenübungen lernen Sie, Ihren Körper stärker zu »öffnen«.

Die erste Übung ist das Beckenheben. Flach auf dem Rücken liegen, Knie angezogen, Arme an den Seiten, Handflächen nach unten. Becken und Rücken anheben. Nur Füße, Schultern, Hals und Kopf berühren noch den Boden. Hacken nach unten drücken, mit der Erdenergie verbinden. Ein paar Minuten so bleiben, dann wieder flach hinlegen. Vielleicht spüren Sie Vibrationen in den Schenkeln und ein Wärmegefühl im Becken.

Den Körper lockern

Durch tiefes Atmen und das aktive Erzeugen von Beckenspannung lernen wir, unseren Körper zu unserem Wohl

Lassen Sie die Energie durch Schenkel und Becken fließen

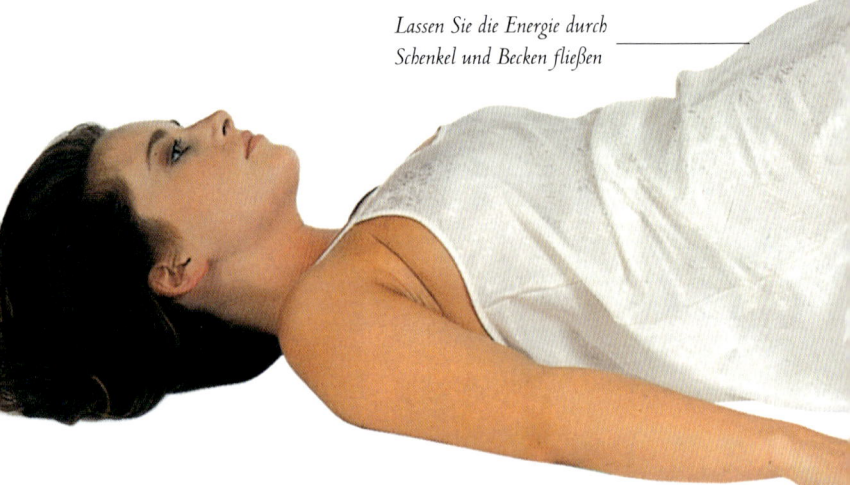

anzuspannen. Dadurch werden unsere Bewegungen leicht und locker, und Sie lernen, Ihren individuellen Ablauf von sexueller Erregung und Höhepunkt zu verstehen.

Blockierte Gefühle

Oft blockieren wir unbewusst unsere sexuellen Gefühle. Indem wir lernen, unseren Körper »loszulassen«, lassen wir auch unsere Gefühle los, sodass sie überwältigend erregend werden. Einige haben jedoch Angst davor, überwältigt zu werden. Durch Beckenübungen wird die sexuelle Spannung betont und als Energie erlebt. Kämpfen Sie nicht gegen Ihre sexuelle Erregung, lassen Sie die Gefühle einfach frei fließen.

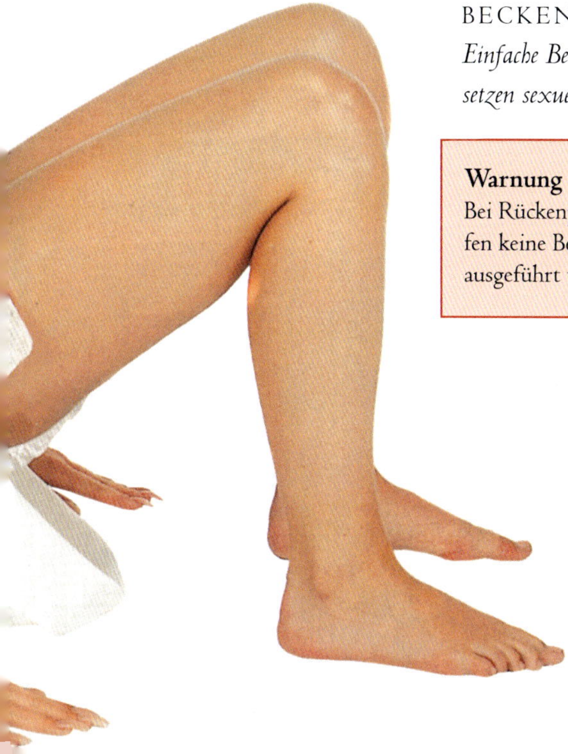

BECKENÜBUNGEN

Einfache Beckenbewegungen setzen sexuelle Energie frei.

Warnung

Bei Rückenproblemen dürfen keine Beckenübungen ausgeführt werden.

25

Beckenschaukel

Rückenlage, Handflächen nach unten, Beine flach am Boden. Beim Einatmen Rücken durchbeugen (Po bleibt am Boden), Becken von Kopfrichtung wegfallenlassen. Beim Ausatmen Wirbelsäule zu Boden drücken und Becken in Kopfrichtung ziehen. Sie werden merken, dass Sie mit diesen zwei Bewegungen Ihr Becken schaukeln. 10-mal wiederholen.

Wandübung

Eine Variation des Beckenhebens, nur anstatt auf dem Boden mit den Beinen nach oben an einer Wand. Ähnelt dem Spiel »Wand hochlaufen«, das kleine Kinder manchmal spielen.
Legen Sie sich mit den Pobacken gegen eine Wand und drücken Sie die Fußsohlen an die Wand. Beim Einatmen Becken von der Wand wegziehen, Wirbelsäule etwas mehr vom Boden heben. Bei jedem Einatmen Wirbelsäule einen Wirbel höher heben, so weit, wie es noch bequem ist. Ihr Körper bildet einen Bogen. Dann lassen Sie beim Ausatmen Ihren Körper zum Entspannen wieder sinken.

Beckenkreisen

Stehen Sie mit den Füßen 45 Zentimeter auseinander und lassen Sie Ihre Hüften kreisen, als würden

Genießen Sie es

Ziehen Sie sich bequem an, schalten Sie ab und genießen Sie die Übungen. Nehmen Sie sich Zeit, Ihre sexuelle Energie zu entdecken und freizusetzen, dadurch wird Ihr Selbstvertrauen gestärkt und Ihre sexuelle Sensibilität erhöht. Vielleicht braucht es Gewöhnung, aber es lohnt die Mühe.

Sie einen Hula-Hoop-Reifen drehen: vorwärts, seitwärts, nach hinten, seitwärts und so weiter. Achten Sie darauf, dass Sie dabei gleichmäßig und rhythmisch atmen. Vielleicht hilft Ihnen die Vorstellung von einem Hula-Hoop-Reifen um Ihre Hüften. Kreisen Sie im Uhrzeigersinn, gegen den Uhrzeigersinn, dann in Form einer Acht. Diese Übung lockert das Becken.

Schwingen Sie Ihre Hüften leicht und locker im Kreis herum

BECKENKREISEN

Diese bioenergetische Übung lockert das Becken, und Sie spüren den Energiestrom im Genitalbereich.

27

Hemmungen verlieren

Komplexe hindern uns daran, Erfüllung zu finden. Verbote in der Kindheit – »Du sollst dich nicht selbst berühren«, »Du darfst dich nicht lächerlich machen« – sind die Hauptschuldigen. Die folgenden Übungen sollen nicht nur Gefühle im Becken wachrufen, sondern auch Scham aus der Kindheit überwinden helfen. Unsere Eltern haben Einstellungen zur Sexualität geerbt, die ursprünglich von ihren Großeltern stammten. Wir schlagen uns nun mit altmodischen geistigen Kontrollen herum, die uns vielleicht noch nicht einmal bewusst sind. Als Kinder können wir den Ansichten unserer Familie aber nicht entkommen.

LASSEN SIE SICH GEHEN
Sie können sich nicht gehen lassen, wenn Sie sich nicht von tief sitzenden Vorurteilen über Sex befreien.

Streicheln Sie Ihren ganzen Körper

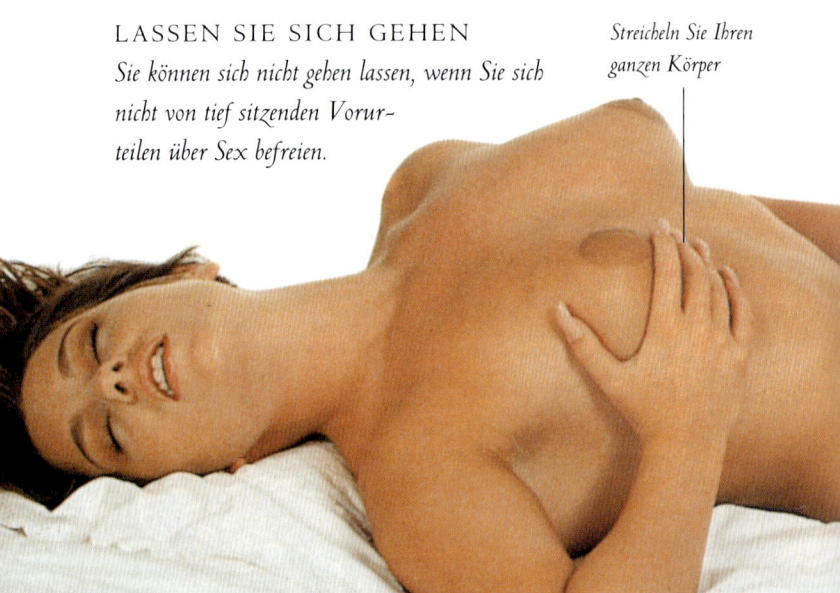

Auf allen Vieren

Knien Sie auf Händen und Knien vor einer Wand und legen Sie die Fußsohlen gegen die Wand. Beim Ausatmen schieben Sie Ihr Becken zurück (Po hoch), beim Einatmen nach vorn. Beim Zurückschieben drücken Sie mit den Händen gegen den Boden, beim Vorwärtsschieben mit den Füßen gegen die Wand. Das Ganze 10-mal. Nur Ihr Becken bewegt sich, nicht mit dem Körper nach vorn kommen.

Positives Denken

Die Übungen auf dieser und den folgenden zwei Seiten sollen Sie zu Körperstellungen ermutigen, die Ihnen vielleicht bisher lächerlich vorkamen. Übertreiben Sie die Stellungen und überprüfen Sie Ihr Gefühl dabei. Können Sie sie genießen? Entspannen Sie sich und entwickeln Sie Ihre Sexualität.

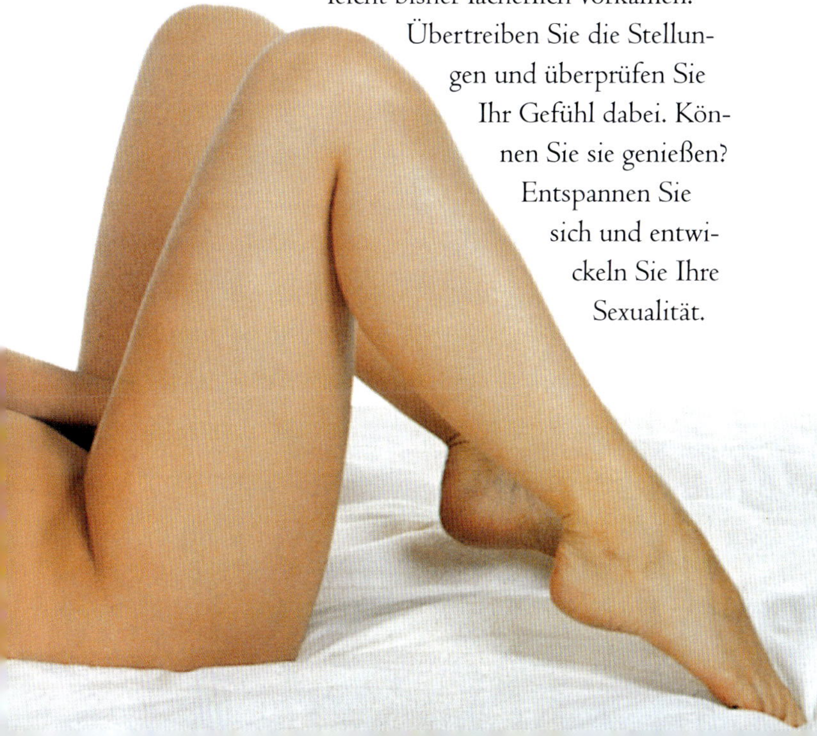

Pobacken hoch

Legen Sie im Vierfüßlerstand den Kopf auf den Boden und strecken Sie dann die Arme auf beiden Seiten des Kopfes aus. Ihr Po zeigt in die Luft. Übertreiben Sie absichtlich. Wie weit können Sie Ihren Po in die Luft strecken? Fühlen Sie, wie sich Ihre Brust weitet, der Bauch sich lockert und entspannt, die Pobacken sich öffnen und ausbreiten.

Hocke

Diese Übung ist vor allem gut für Frauen, da sie den weiblichen Genitalbereich öffnet und entspannt. Aber natürlich können auch Männer sie machen.

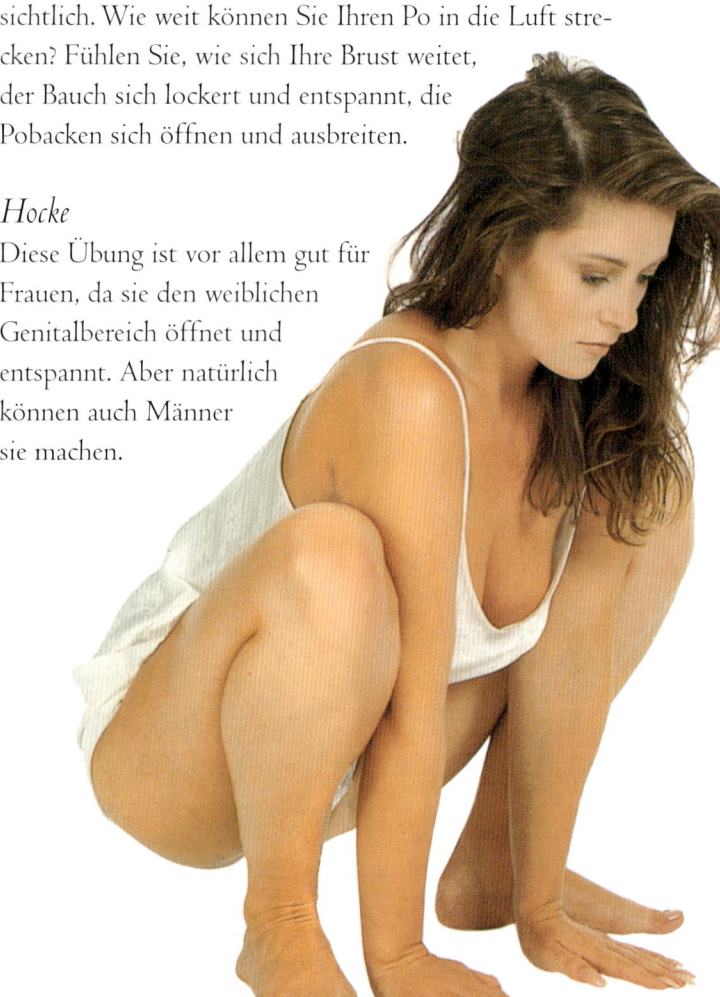

Hocken Sie sich hin, die Knie gebeugt und nach außen weisend. Die Arme sind innerhalb der Beine und die Hacken auf dem Boden. (Anfangs können Sie ein Buch unter die Hacken legen.) Atmen Sie ruhig und rhythmisch weiter. Das Ziel ist, den Genitalbereich zu öffnen und zu entspannen.

Nur für Männer

Männer haben manchmal das Problem, dass durch eine zu große Spannung im Genitalbereich Penis und Hoden nicht locker hängen. Das Hodenziehen ist eine Methode, um die Genitalien zu entspannen und sexuelle Erregung abzubauen.

Nehmen Sie in jede Hand einen Hoden und ziehen Sie sie sanft nach unten. Zählen Sie bis drei und lassen Sie sie wieder los. Etwa 20-mal, bei extremer Anspannung auch öfter.

ENTSPANNEN UND GENIESSEN

Wenn Sie sich bei den Übungen albern vorkommen, machen Sie trotzdem weiter. Sie werden sich daran gewöhnen und bald Freude daran haben.

> **Warnung**
> Übende mit Kniebeschwerden gehen entweder ganz langsam in die Hocke und stützen ihr Gewicht zunächst mit den Händen ab, um einen plötzlichen Druck auf die Knie zu vermeiden, oder sie lassen die Übung ganz.

Ekstatische Entspannung

Unser Körper lädt sich durch den Wechsel von Spannung und Entspannung mit Energie auf. Man kann nicht das eine ohne das andere haben. Anspannung macht die Entspannung erst möglich. Ich betone die Wichtigkeit der Spannung, weil mich kürzlich eine aktuelle Schweizer Therapie, die Grinberg-Methode, sehr beeindruckt hat. Dabei erreicht der Klient durch das Aufbauen extremer Spannung eine Art von Katharsis (siehe gegenüberliegende Seite).

VON ANSTRENGUNG ZU EKSTASE
Lernen Sie, sich durch intensive Spannung zu entspannen, und Sie werden wunderbare Gefühle erleben.

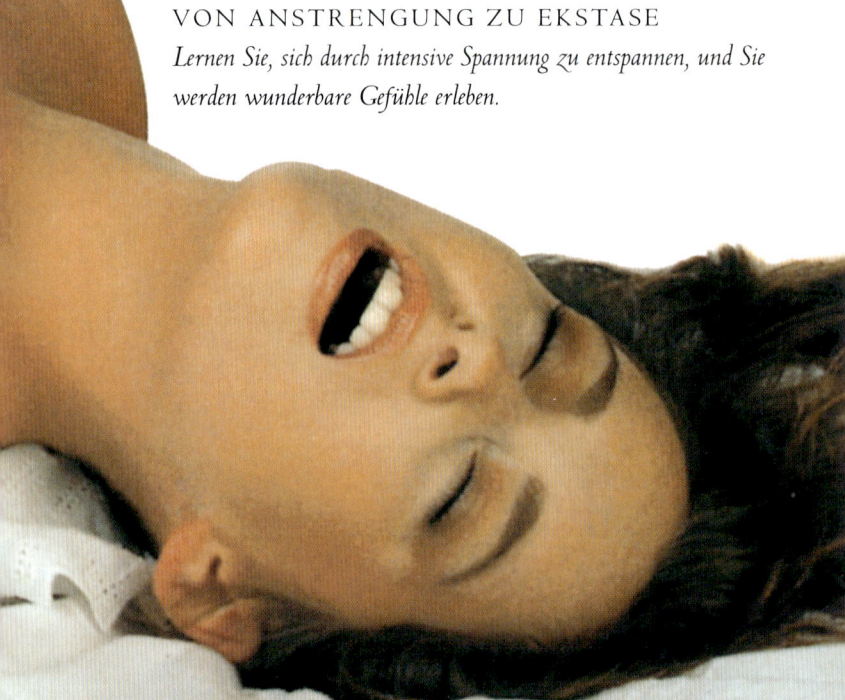

Aufbau von Spannung

Der Klient drückt mit aller ihm verfügbaren Kraft gegen
den Therapeuten und atmet so übertrieben, wie er möchte.
Es stellt sich ein fast orgiastisches Gefühl bei gleichzeitiger
ungeheurer körperlicher Anspannung ein. Ich möchte Sie
auffordern, mit den bioenergetischen Übungen auf den
Seiten 22–27 Ihren Körper bewusst einem ähnlichen
Stress auszusetzen, allerdings in weniger extremer Form.
Auch Sie können vielleicht ein Stadium körperlicher Anspannung erreichen, das schließlich zu tiefer Entspannung
führt.

Katharsis

Das Ergebnis der bioenergetischen Übungen sollte das
»Loslassen« einer derart intensiven Anspannung sein, dass
es kathartisch, also befreiend, wirkt. Anspannung ver-
schwindet, Schulterschmerzen lassen nach. Sie können
schließlich aussehen, als hätten Sie gerade leidenschaftlich
Liebe gemacht.

Wahre Intimität

Spannung aufzubauen und loszulassen ist kein sexueller
Prozess, aber doch ein sehr intimer. Sie erleben sich gegenseitig in einem Zustand, in den die meisten von uns nur
mit einem Geliebten kommen. Durch bioenergetische
Übungen sollten Sie eine körperliche Verfassung erreichen,
die Sie für die Liebe bereit macht.

33

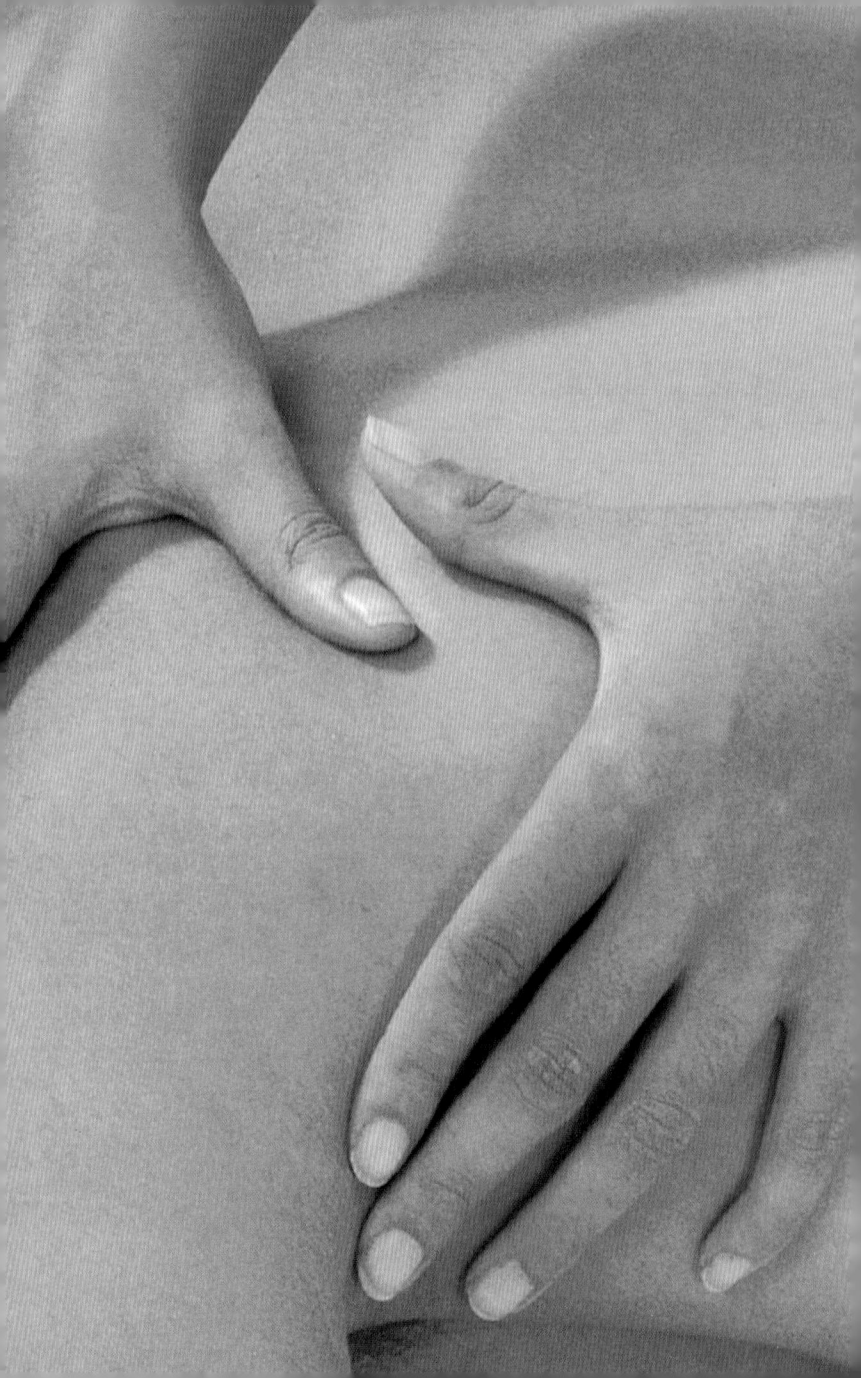

Sinnliche Massage

Ein Teil des Freisetzens sexueller
Energie besteht darin, den Körper
für die Kontrapunkte Spannung
und Entspannung vorzubereiten,
die in jedem ausgedehnten Liebesakt
vorkommen. Zu dieser Vorberei-
tung gehört die Massage.

Es gibt viele wundervolle
Massagetechniken; einige laden
den Körper mit Energie auf,
andere verscheuchen Anspannung
und Sorgen.

Die Macht der Berührung

Berührt zu werden hat eine starke Wirkung auf die menschliche Psyche. Wenn kranke Babys gestreichelt werden, stärkt das ihren Lebenswillen. Ein Patient im Koma hat eine größere Überlebenschance, wenn er berührt wird. Und Beziehungen können durch Zärtlichkeiten neu belebt werden.

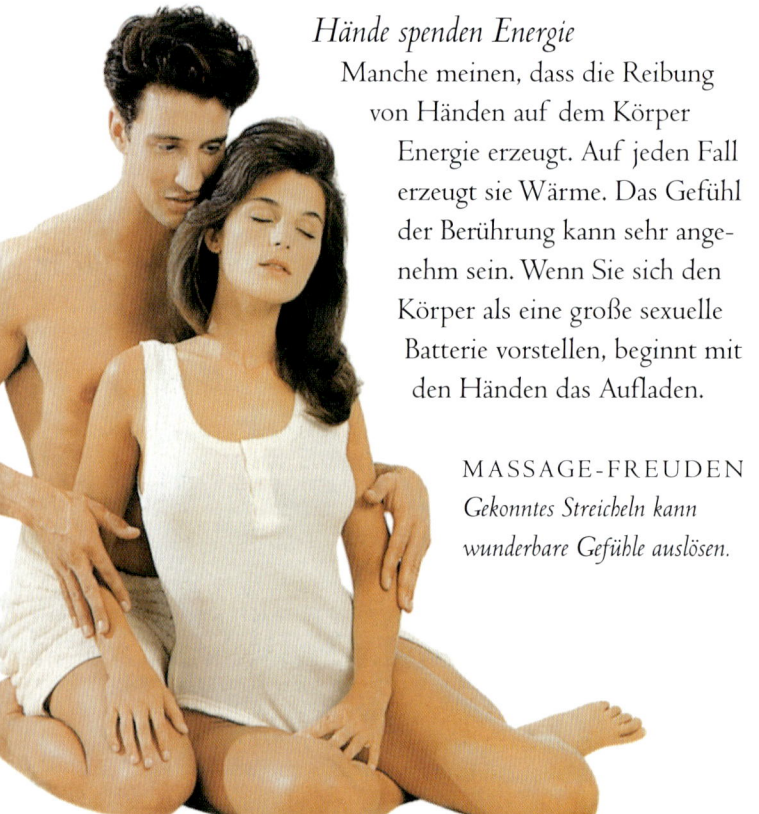

Hände spenden Energie

Manche meinen, dass die Reibung von Händen auf dem Körper Energie erzeugt. Auf jeden Fall erzeugt sie Wärme. Das Gefühl der Berührung kann sehr angenehm sein. Wenn Sie sich den Körper als eine große sexuelle Batterie vorstellen, beginnt mit den Händen das Aufladen.

MASSAGE-FREUDEN

Gekonntes Streicheln kann wunderbare Gefühle auslösen.

Goldene Regeln

Die Fingerspitzen können auf dem ganzen Körper überwältigende Gefühle auslösen. Um höchsten Genuss zu erreichen, sollten Sie jedoch immer ein paar goldene Regeln beachten.

♦ Der Massageraum muss gleichmäßig warm sein.

♦ Wärmen Sie Massageöl und Hände vorher an.

♦ Sorgen Sie dafür, dass Sie nicht gestört werden.

♦ Massieren Sie auf dem Boden (bedeckt mit Handtüchern) oder einer Massageliege, nicht auf dem Bett.

♦ Stützen Sie den Kopf mit einem kleinen Kissen.

♦ Das Massageöl sollte angenehm riechen (kein Babyöl).

♦ Ihre Hände müssen peinlich sauber sein. Schmutz kann der Haut schaden.

♦ Gießen Sie ein wenig Öl in Ihre Handflächen und verteilen Sie es, bevor Sie die Haut damit einreiben – tropfen Sie das Öl niemals direkt auf den Körper.

♦ Verreiben Sie das Öl mit schnellen, festen Bewegungen.

♦ Nach dem Beginn der Massage verlangsamen Sie Ihre Bewegungen. Unterbrechen Sie den Kontakt nicht mehr bis zum Ende der Massage.

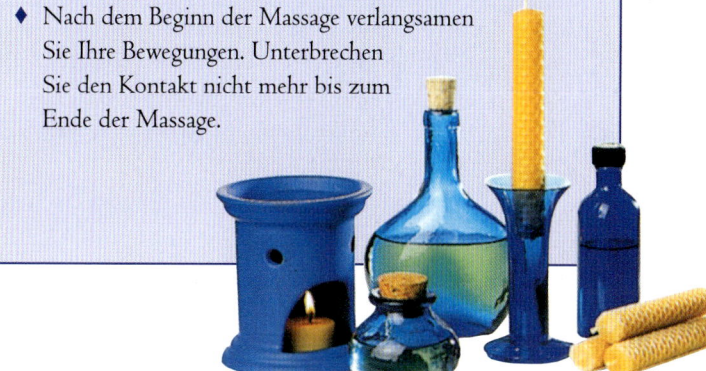

Massage mit Gefühl

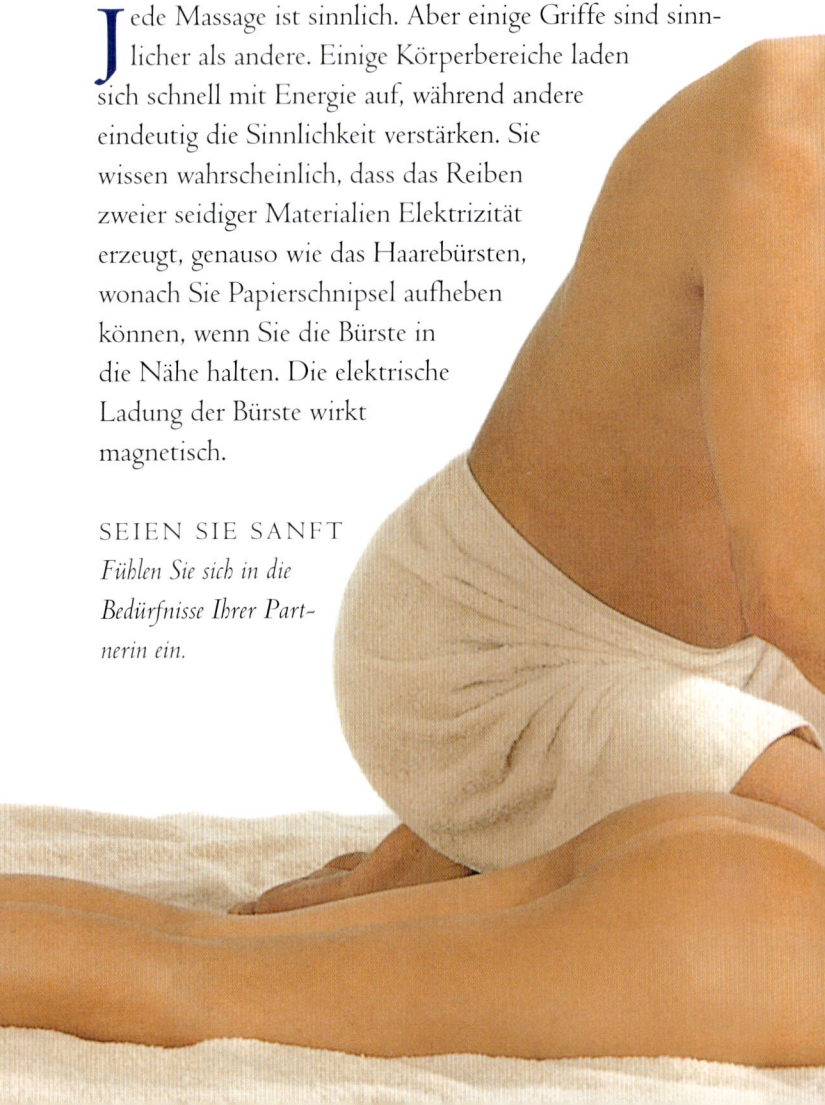

Jede Massage ist sinnlich. Aber einige Griffe sind sinnlicher als andere. Einige Körperbereiche laden
sich schnell mit Energie auf, während andere
eindeutig die Sinnlichkeit verstärken. Sie
wissen wahrscheinlich, dass das Reiben
zweier seidiger Materialien Elektrizität
erzeugt, genauso wie das Haarebürsten,
wonach Sie Papierschnipsel aufheben
können, wenn Sie die Bürste in
die Nähe halten. Die elektrische
Ladung der Bürste wirkt
magnetisch.

SEIEN SIE SANFT
*Fühlen Sie sich in die
Bedürfnisse Ihrer Part-
nerin ein.*

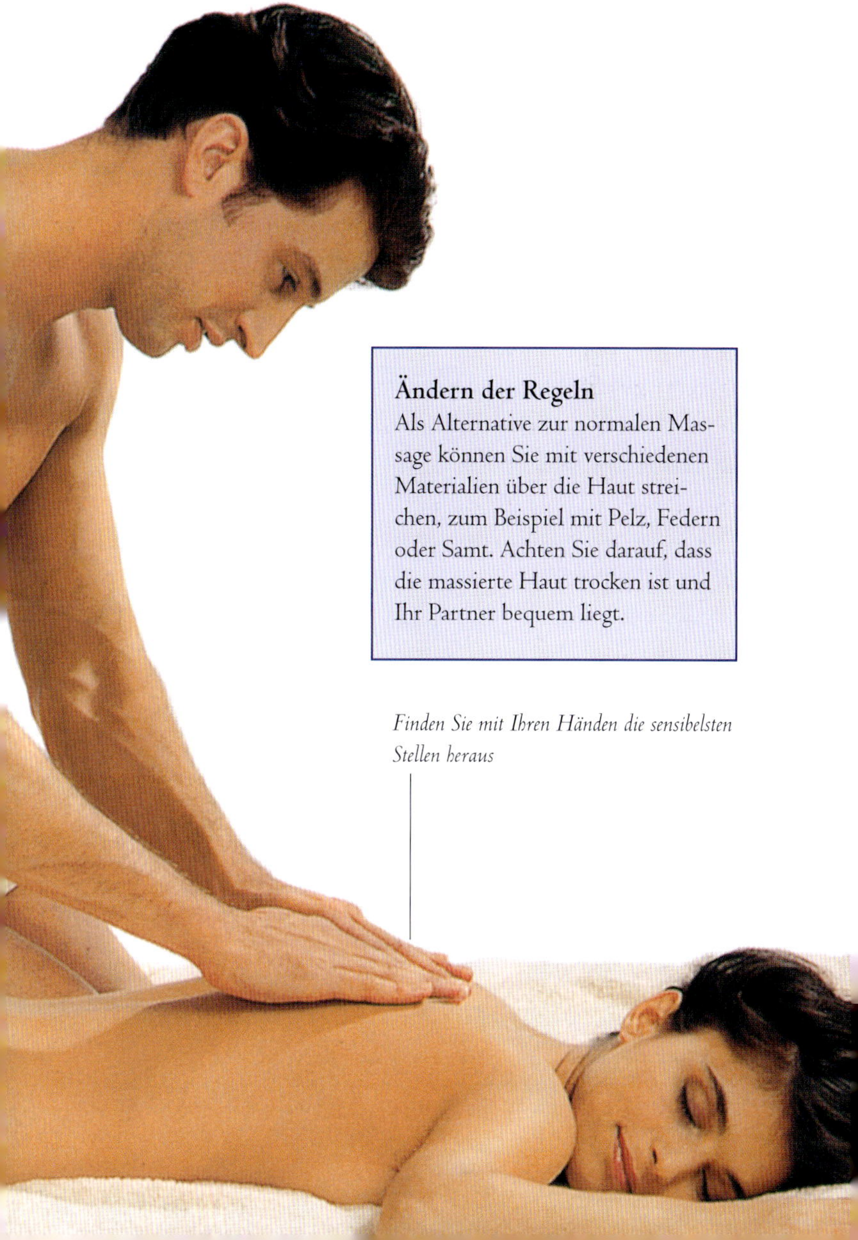

Ändern der Regeln

Als Alternative zur normalen Massage können Sie mit verschiedenen Materialien über die Haut streichen, zum Beispiel mit Pelz, Federn oder Samt. Achten Sie darauf, dass die massierte Haut trocken ist und Ihr Partner bequem liegt.

Finden Sie mit Ihren Händen die sensibelsten Stellen heraus

Sexy Stoffe

Als ich in den 70er Jahren in San Francisco massieren lernte, benutzten wir viele Hilfen. Von einer Reise brachte ich einen Massagehandschuh mit — eine Seite aus rotem Samt, die andere aus Hasenfell. Ich habe damals sogar einen roten essbaren Bikini gekauft, den mein Liebhaber dann abknabbern sollte (er hat allerdings nicht besonders gut geschmeckt), außerdem einen Fußroller und ein Gerät aus großen hölzernen Perlen, mit dem man über den Rücken rollte.

Massagehilfen

Experimentieren Sie einmal mit stimulierenden Stoffen wie:

♦ Seide

♦ Satin

♦ Samt

♦ Voile

♦ glänzendem Polyamid

♦ und, falls vorhanden, mit Ihrem eigenen langen Haar

Abwechslung

Nach der tiefen Druckmassage, wenn der Körper entspannt und aufnahmefähig ist, sollten andere Stoffe eingesetzt werden. Wenn Sie Stoffe benutzen, vermeiden Sie Massageöl, da es sie verklebt und unbrauchbar macht.

Verschiedene Gefühle

Jeder Stoff fühlt sich verschieden an, ich empfehle, erst die härteren wie Polyamid einzusetzen und zuletzt die weicheren, erotischeren wie

langes Haar. Benutzen
Sie sie spielerisch und
vor allem langsam. Wenn
es funktioniert – uff! –,
dann wissen Sie wirk-
lich, dass Sie massiert
worden sind!

RAU ODER WEICH?

*Jeder mag andere Körperge-
fühle. Fragen Sie Ihren Partner, was er / sie bevorzugt.*

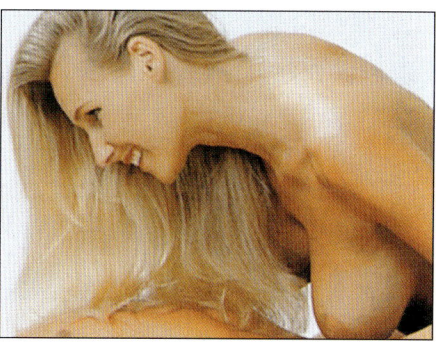

NATÜRLICHE
STOFFE

*Langes, weiches Haar ist ein
wunderbares natürliches
Massagematerial.*

Die richtige Stimmung

Vielleicht scheint es Ihnen merkwürdig, dass das Erscheinungsbild des Raumes, in dem Sie massiert werden, einen Einfluss auf Ihren Körper haben soll, aber es ist so. Das alte Modell der 70er hat damals funktioniert – exotische Stoffe, Patschuli- und Jasmindüfte, Palmen und harmonische Musik. Die Atmosphäre wird von unseren Gedanken aufgenommen, beeinflusst unsere Sinneswahrnehmung und erhöht so unseren Genuss.

Sich wohl fühlen

Eine hübsche Dekoration, sinnliche Klänge, Licht und Duft schaffen eine für die Massage empfängliche Stimmung, aber auch Bequemlichkeit für den Körper ist wichtig. Als Clou umgeben Sie den Massageplatz mit farbigen, weichen Handtüchern.

HARMONISCHE UMGEBUNG
Kerzenlicht, Duft und Aroma-öle helfen, die richtige Stimmung zu schaffen.

42

Atmosphäre schaffen

♦ Kaufen Sie Duftkerzen und
   verteilen Sie sie im Zimmer.
   Benutzen Sie kein anderes
   Licht.

♦ Drehen Sie die Heizung
   hoch, sodass es warm wird
   wie in einem türkischen Bad.

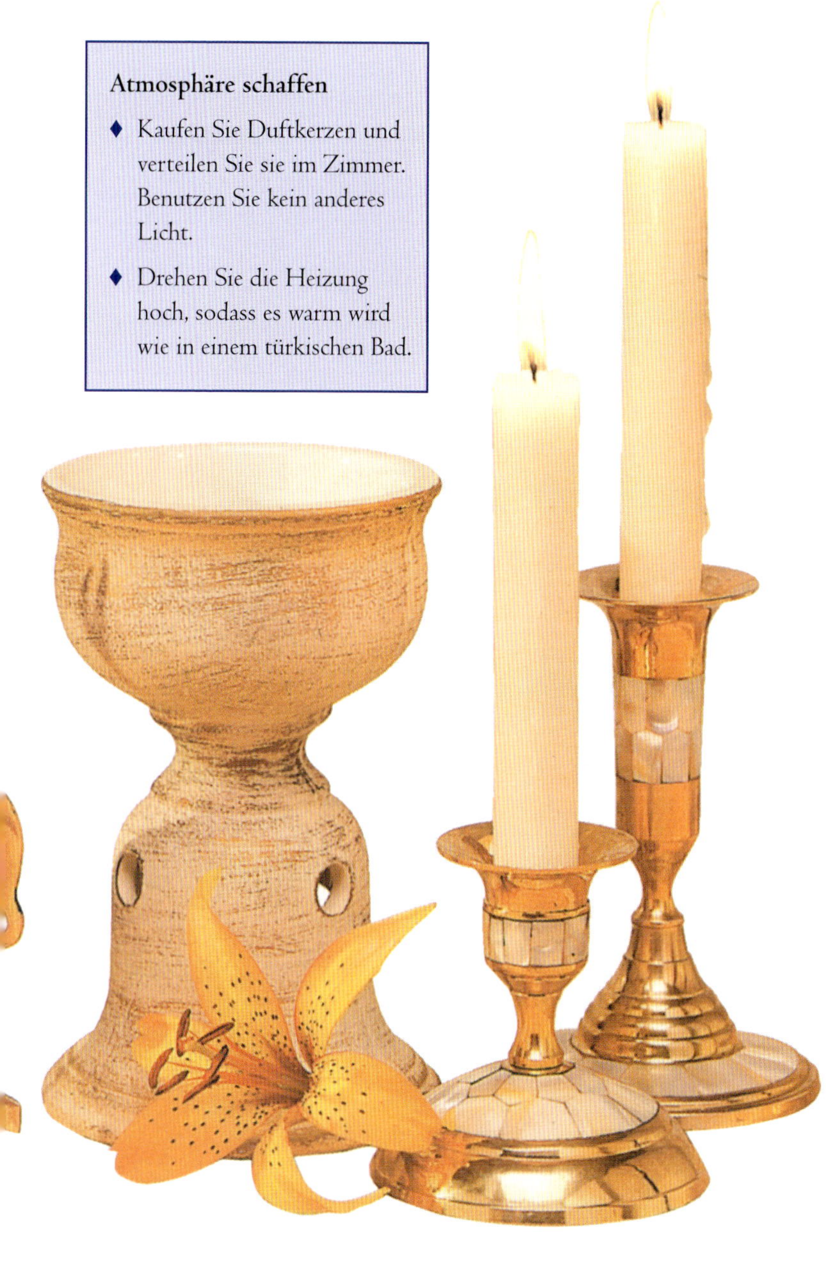

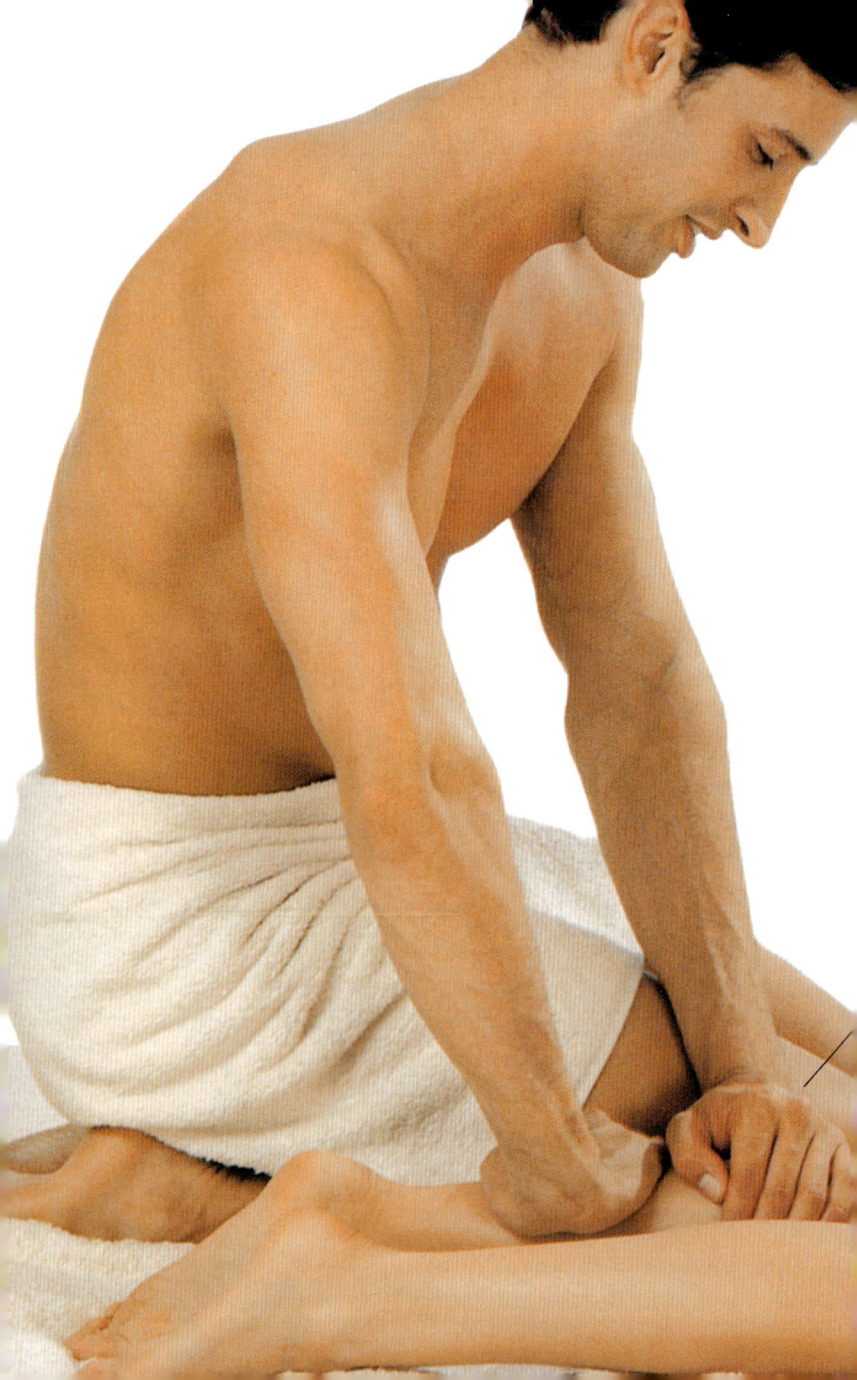

Sinnliche Körperstellen

V iele Körperteile sind äußerst sensibel für eine gute, sinnliche Massage. Zielen Sie nie ausschließlich auf die erotischen Stellen ab. Sprechen Sie mit Ihrem Partner darüber, was er/sie besonders mag, experimentieren Sie mit langsamen, verführerischen Berührungen und massieren Sie so weich und fließend wie möglich.

SINNLICHE STELLEN

Jeder hat andere Vorlieben. Fragen Sie vor dem Beginn der Massage danach.

Achten Sie auf saubere, glatte und warme Hände, bevor Sie Ihre Partnerin berühren

Sensible Körperteile

Am sensibelsten sind normaler- weise:

♦ Kopf und Nacken
♦ Ohren
♦ Seiten zwischen Achseln und Hüften
♦ Innenseite der Oberschenkel
♦ Finger und Zehen
♦ und natürlich die Genitalien.

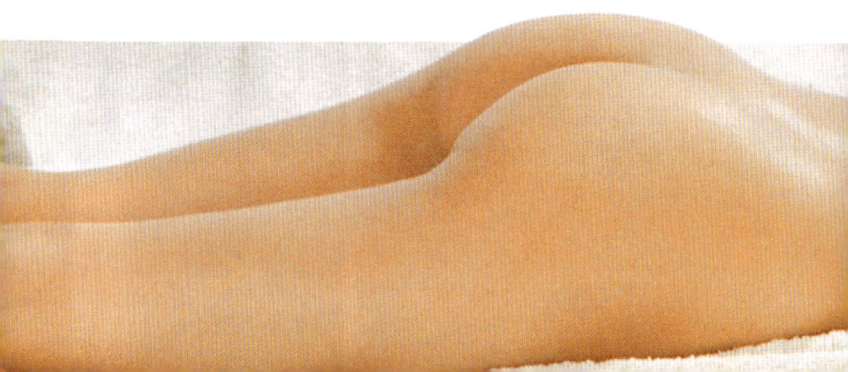

Das Gefühl der Wärme

Stimmen Sie sich zunächst auf Ihr Ziel ein, Energie zu erzeugen. Spüren Sie, wie durch Berührung das Kraftfeld des Körpers stärker wird – sowohl bei sich selbst als auch bei Ihrem Partner –, und konzentrieren Sie sich während der Massage auf dieses Gefühl.

Genießen Sie das Gefühl
Schließen Sie die Augen und geben Sie sich dem Gefühl Ihrer Hände auf dem Körper Ihres Partners hin. Spüren Sie, wie Ihre Hände Wärme ausstrahlen. Ihr Partner konzentriert sich auf Ihre Berührung und stellt sich vor, wie sein Körper langsam Kraft aufnimmt.

Während Sie entspannt das Gefühl der Sinnlichkeit genießen, stellen Sie sich vor Ihrem inneren Auge das Entstehen eines hell leuchtenden Kraftfeldes vor.

FÜHLEN SIE
DIE KRAFT
»Sehen« Sie das Kraftfeld
zwischen Ihren Händen
und dem Körper Ihres
Partners als Wärme
oder Licht.

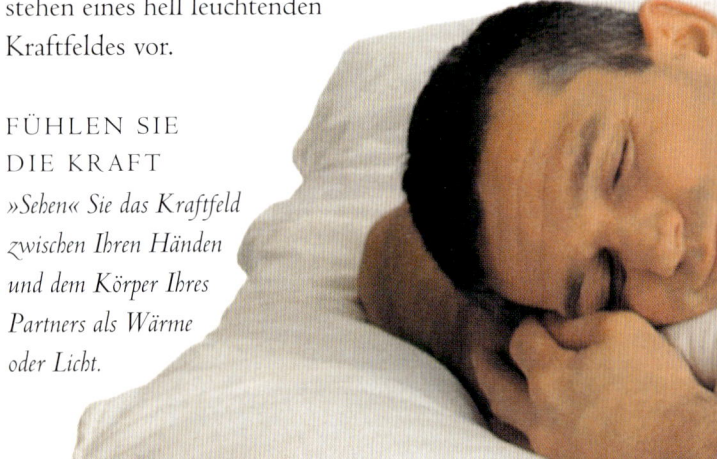

Visualisieren Sie Ihre Energie

Energie umgibt den Körper wie schimmerndes Licht. In uns allen pulsiert Energie und beeinflusst unser emotionales und physisches Wohlergehen. Wenn wir uns während des Liebesakts dieser Energie bewusst sind, gewinnen wir daraus mehr Vergnügen und Befriedigung.

Stimulieren Sie die Haut Ihres Partners mit Ihrem warmen Atem

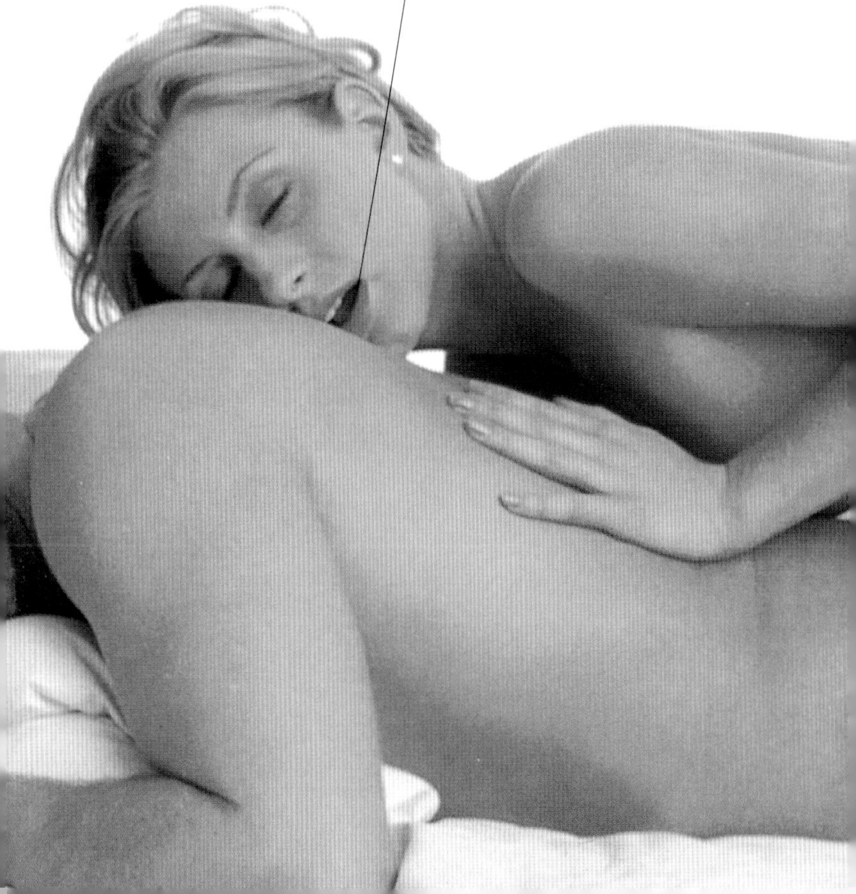

Sinnliches Streicheln

E s gibt eine ganze Reihe Massagearten, deren Wirkung vom Beruhigen müder Muskeln bis zum Abbau von Alltagsstress reicht. Die meisten sind auch ein wunderbares Vorspiel oder eine Alternative zum Sex.

Probieren Sie verschiedene Techniken aus
Kreisen wird bei der sinnlichen Massage am häufigsten angewandt, dabei sind Tiefe und Druck der Berührung wichtig. Versuchen Sie:
♦ Fingerspitzenkreisen
♦ Fingernagelkreisen
♦ Kratzen
♦ Haarwedeln
♦ Streicheln mit Stoffen

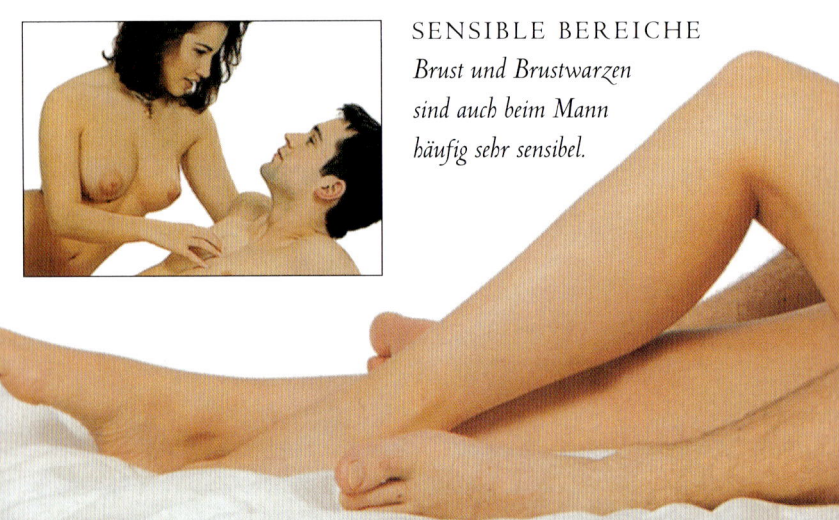

SENSIBLE BEREICHE
Brust und Brustwarzen
sind auch beim Mann
häufig sehr sensibel.

ABWECHSLUNG
Die Kombination verschiede-
ner Techniken macht eine
besondere Massage aus.

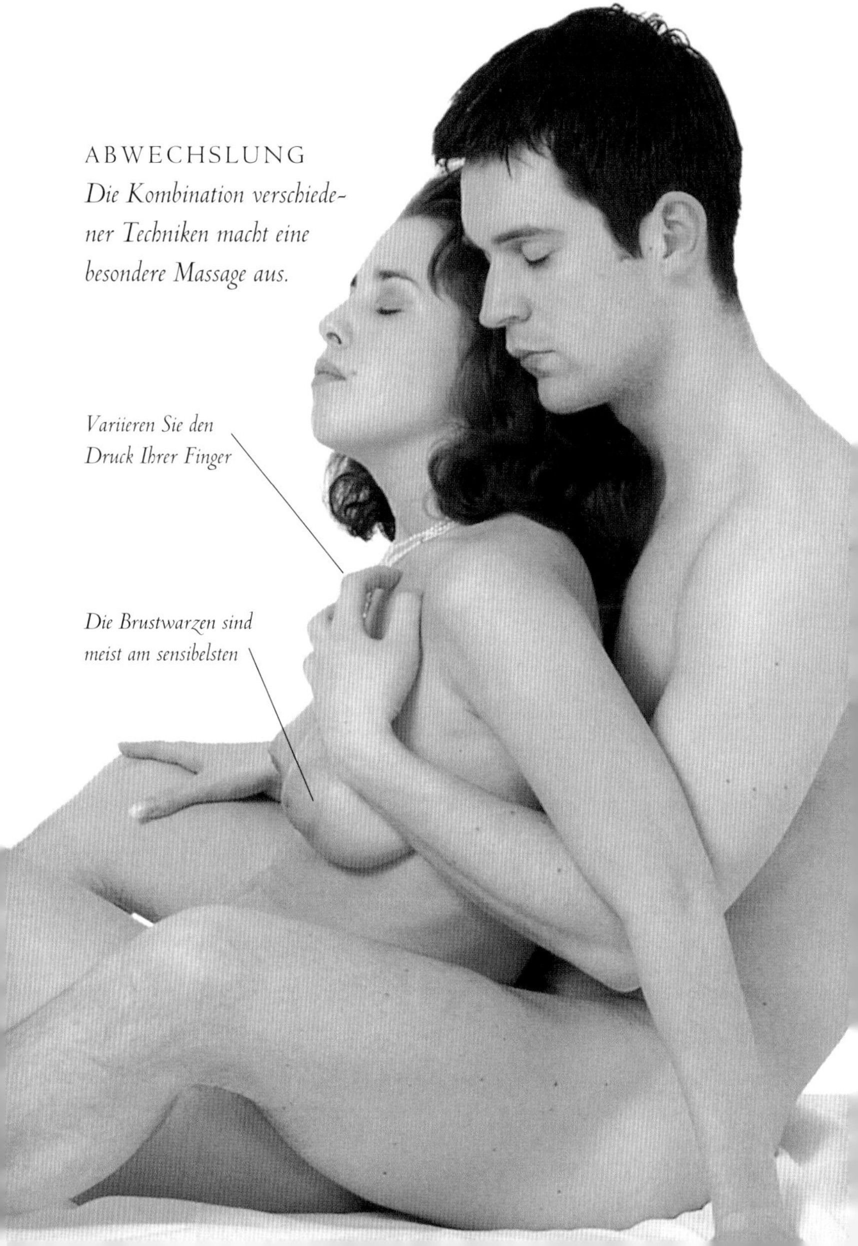

Variieren Sie den
Druck Ihrer Finger

Die Brustwarzen sind
meist am sensibelsten

Die Wirkung von Druck

Tiefer Druck hat eine beruhigende Wirkung, mittlerer ist angenehm und sinnlich, leichter Druck ist erotisch. Der Schlüssel zur wirkungsvollen Anwendung der verschiedenen Massagetechniken liegt darin, den richtigen Druck im richtigen Tempo auszuführen. Die folgenden Techniken erfordern verschiedenen Druck, sollten aber alle langsam ausgeführt werden.

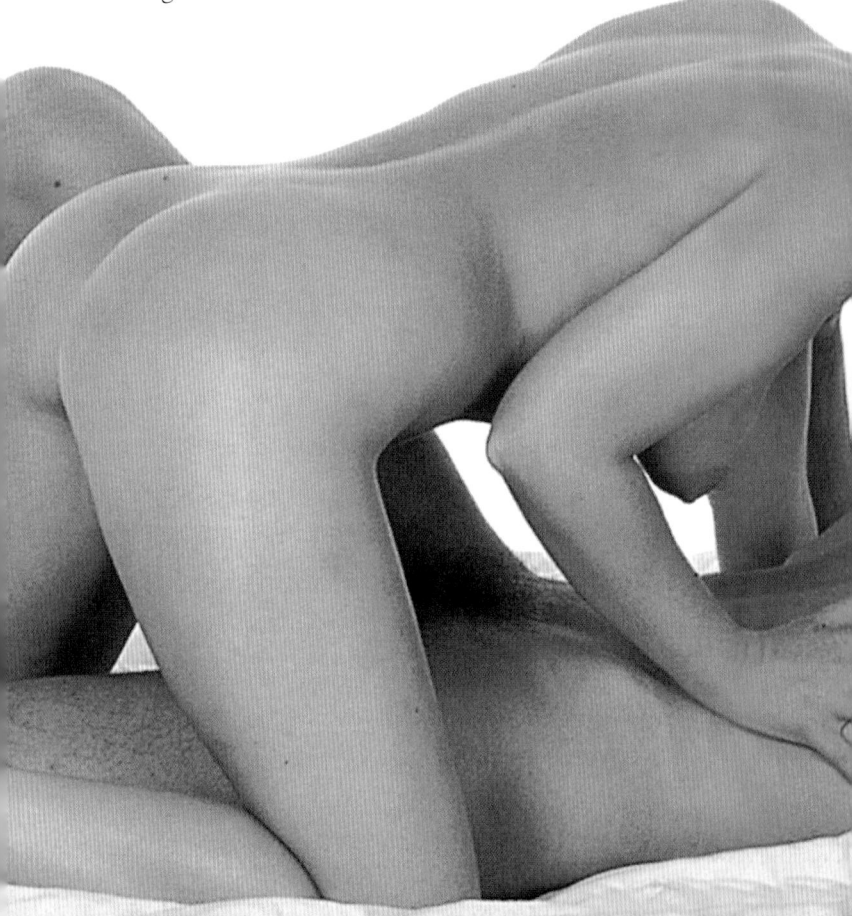

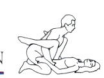

HEILENDE HÄNDE

Warmer, weicher Druck der Hände kann Wohlbehagen, aber auch erotische Gefühle erzeugen.

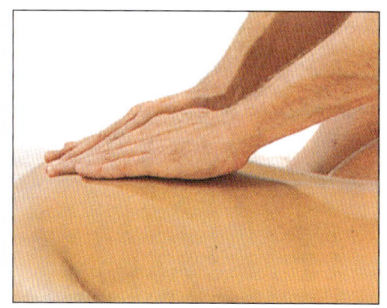

VERÄNDERUNG DES DRUCKS

Variieren Sie den Druck — vom Wedeln der Haare bis zum festen Druck der Hände.

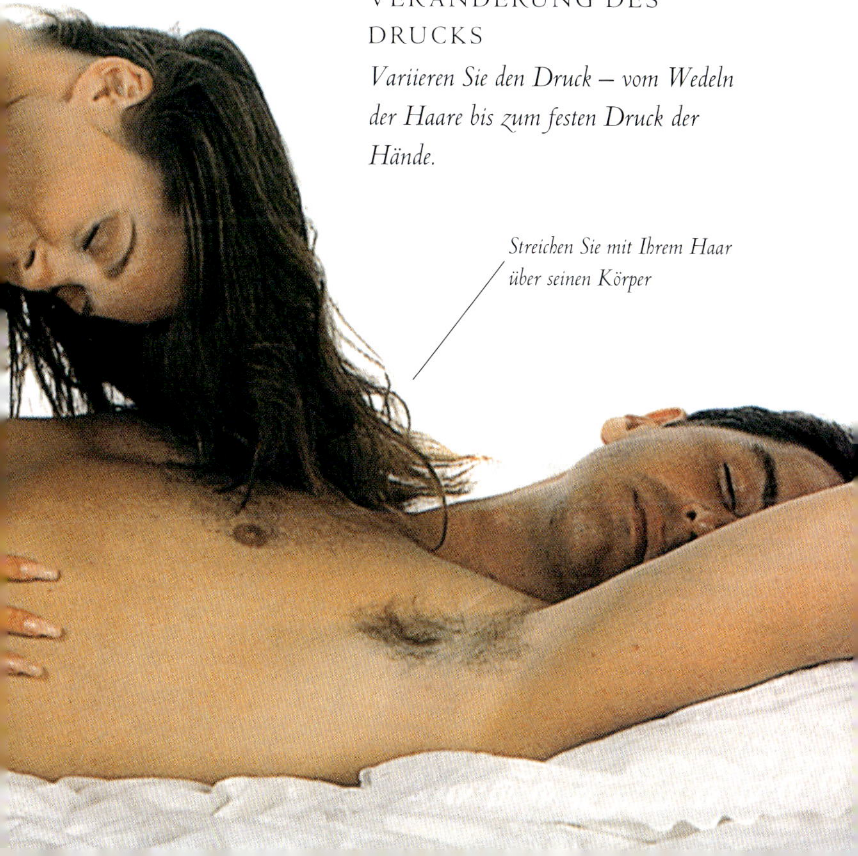

Streichen Sie mit Ihrem Haar über seinen Körper

Gleiten

Dies ist eine sehr wirkungsvolle Technik. Sie wird nur auf dem Rücken angewandt. Legen Sie beide Hände auf den untersten Teil des Pos, die Handflächen liegen flach auf, die Finger zeigen in Richtung Kopf. Dann schieben Sie die Hände an der Wirbelsäule entlang aufwärts, wobei das Gewicht Ihres Körpers aus dem Solarplexus wirkt. Oben angekommen, führen Sie die Hände ohne Druck wieder abwärts und beginnen von neuem.

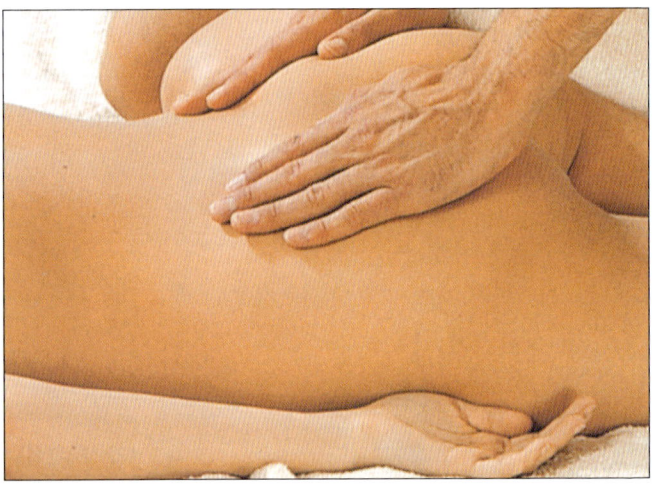

GLEITEN

Bei dieser Technik lehnen Sie sich mit Ihrem Körpergewicht auf Ihre Partnerin. Sie hat dabei das Gefühl eines überwältigenden Wogens, als fließe eine Welle den Rücken entlang.

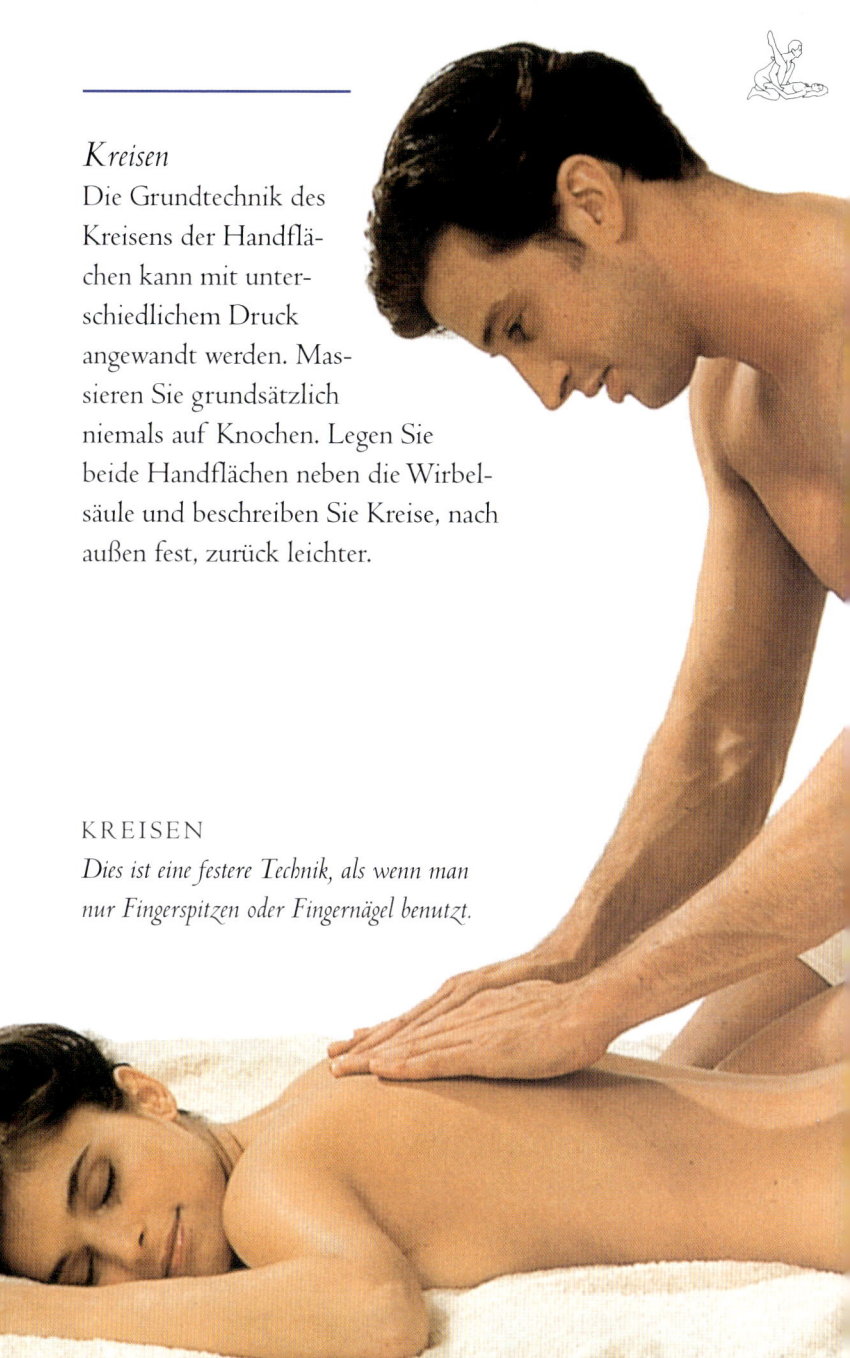

Kreisen

Die Grundtechnik des Kreisens der Handflächen kann mit unterschiedlichem Druck angewandt werden. Massieren Sie grundsätzlich niemals auf Knochen. Legen Sie beide Handflächen neben die Wirbelsäule und beschreiben Sie Kreise, nach außen fest, zurück leichter.

KREISEN

Dies ist eine festere Technik, als wenn man nur Fingerspitzen oder Fingernägel benutzt.

Schwimmen

Die Hände bewegen sich mit den Handflächen nach unten und dicht beieinander in Kreisen, jedoch in entgegengesetzter Richtung, als würde man Schwimmbewegungen ausführen.

Diese Technik kann auf allen fleischigen Stellen angewandt werden, auch auf dem Po.

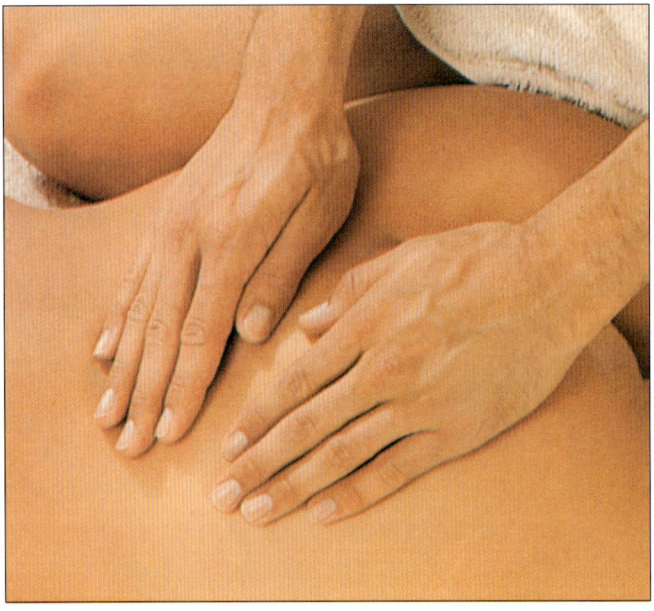

GEGENSTRÖMUNG

»Schwimmen« wird auch als »Gegenströmung« bezeichnet, weil sich die Hände dabei auch verschieden schnell bewegen können.

54

Daumenstreichen

Führen Sie mit beiden Daumen auf dem unteren Rücken kurze, schnelle, abwechselnde Streichbewegungen aus. Bewegen Sie sich den Po aufwärts zur Hüfte. Nun auf der rechten Seite des Körpers bis zu den Schultern, dann entsprechend auf der linken Seite, zum Schluss noch einmal den Po massieren.

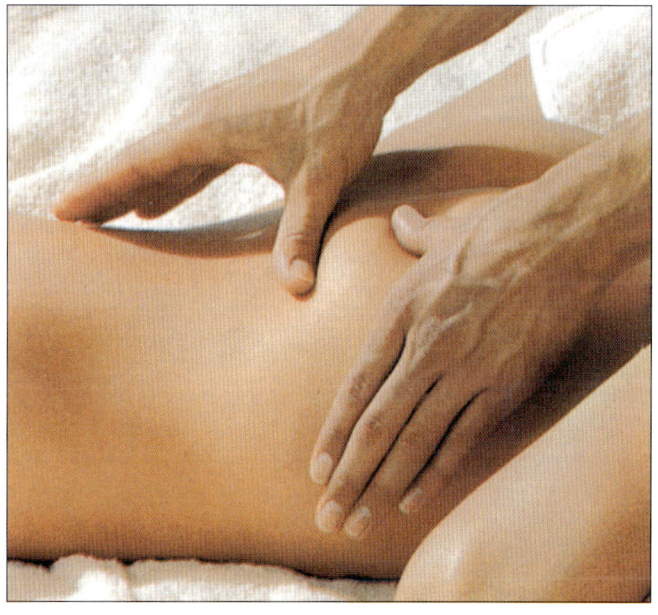

FESTE DAUMEN

Drücken Sie leicht, aber fest mit den Daumen, schieben Sie eher das Fleisch hin und her, als dass Sie über die Hautoberfläche reiben.

55

Klauen-Technik

Nur Ihre Fingerspitzen liegen auf der Haut. Ziehen Sie eine Hand nach der anderen fest nach unten, erst auf einer Körperseite, dann auf der anderen. Die Bewegungen sollten lang und kontinuierlich sein.

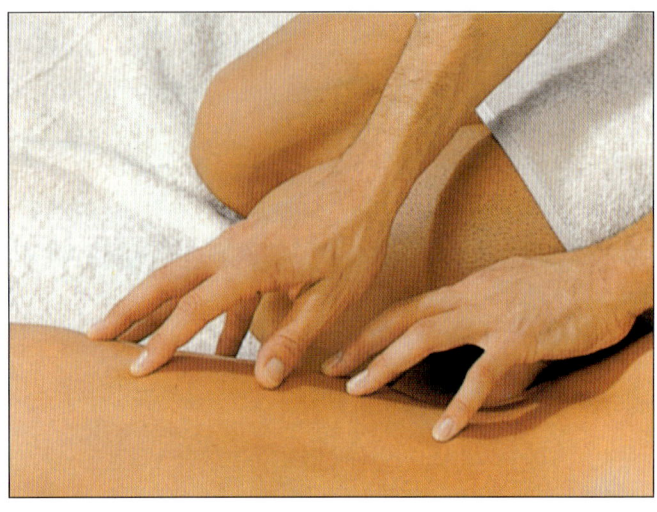

VORSICHT MIT FINGERNÄGELN

Seien Sie vorsichtig mit langen Fingernägeln, kratzen Sie Ihren Partner nicht.

Einölen
Legen Sie den Handrücken auf den Körper Ihres Partners und tropfen Sie das Öl in Ihre hohle Hand.

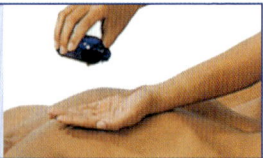

56

Streichen

Führen Sie bei großen Körperteilen wie dem Rücken lange, sinnliche Streichbewegungen aus. Versuchen Sie, die Gefühle Ihres Partners so kontinuierlich wie möglich zu halten.

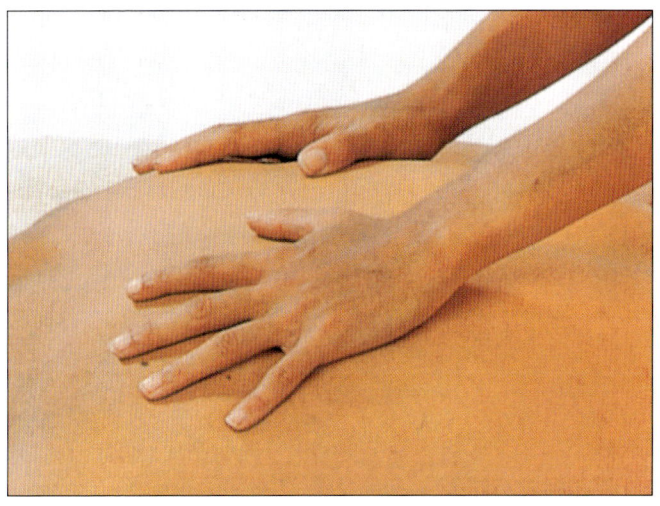

STREICHEN

Üben Sie mit den Händen feste, lange Streichbewegungen aus.

Kurze Streichungen

Wenden Sie bei kleineren Körperteilen wie Armen, Händen und Füßen kurze, entschlossene Bewegungen an. Massieren Sie keine Stellen, wo die Knochen direkt unter der Haut liegen.

57

Energie für den Rücken

Bevor der Körper sinnliche Energie erzeugen kann, muss er frei von Alltagsspannungen sein. Das klingt paradox, da wir doch durch eine Anspannung des Körpers zu sexueller Erregung und zum Höhepunkt kommen. Aber es gibt »gute« und »schlechte« Spannung. Daher muss das Streichen des Rückens zunächst fest ausgeführt werden, um die Spannung von der Wirbelsäule weg und nach oben hinauszubefördern. Ist der Partner entspannt, wird der Körper aufnahmefähig für Oberflächenstreichungen, die stärker erotisch wirken.

GUTE UND SCHLECHTE SPANNUNG

Der Stress des Alltags, der sich tagsüber vor allem in der Wirbelsäule festgesetzt hat, ist eine »schlechte« Spannung.

Arbeiten mit Gewicht

Setzen Sie sich neben Ihren Partner und legen Sie die
Hände dicht unter seiner Taille auf beide Seiten der Wirbelsäule. Lehnen Sie sich auf Ihre Hände, verteilen Sie den
Druck gleichmäßig und lassen Sie die Hände so langsam
wie möglich auseinander und nach unten in Richtung
Hüften gleiten. Streichen Sie nun leicht den Rücken hinunter und wiederholen Sie das Ganze mehrere Male, wobei
Sie von der Taille nach unten bis zum Ende der Wirbelsäule wandern.

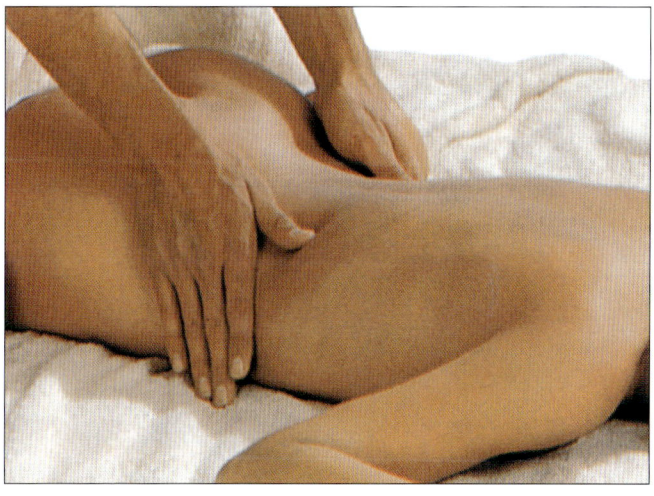

WIRBELSÄULE ENTSPANNEN
*Ihr Partner spürt, wie die Anspannung aus der Wirbelsäule und durch
die Seiten des Körpers hinausbefördert wird.*

Wiederholen des Gleitens

Wiederholen Sie das Gleiten *(Seite 52)* nach der Streichung mit Gewicht. Das Gleiten ist ebenfalls eine Technik mit starkem Druck, die Anspannung aus Wirbelsäule und Körper »hinausstreicht«.

Daumenstreichen abwärts

Drücken Sie mit den Daumen in die Vertiefungen neben der Wirbelsäule und ziehen Sie sie vom Hals langsam nach unten bis zum Po. Wiederholen Sie die Bewegung mit verändertem Druck.

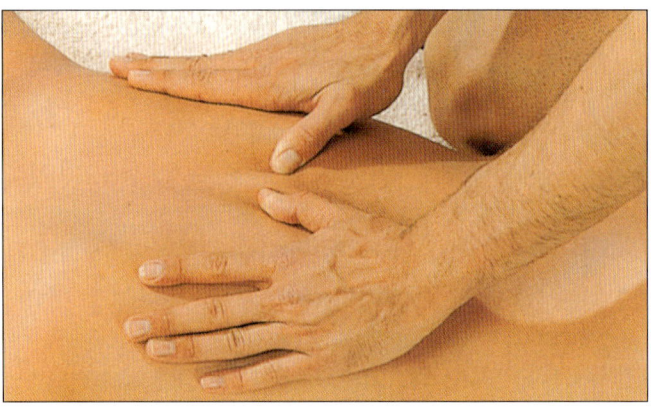

RICHTIGER DRUCK

Drücken Sie niemals auf die Wirbelsäule selbst, der Druck auf Knochen kann sehr schmerzhaft sein.

Daumenstreichen aufwärts

Bei der umgekehrten Version des Wirbelsäulenstreichens drücken Sie die Daumen kräftig auf beiden Seiten der Wirbelsäule nach oben, von der Wirbelsäulenbasis bis zum Haaransatz. Mit verändertem Druck wiederholen.

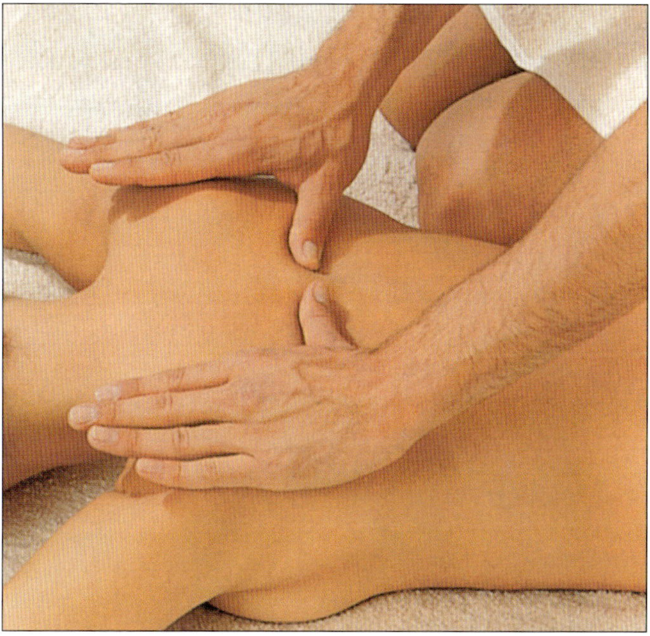

OHNE HÄNDE

Während Sie die Daumen den Rücken Ihres Partners hinaufgleiten lassen, vermeiden Sie zusätzlichen Kontakt zwischen Ihren Händen und dem Rücken Ihres Partners.

Körperschaukel

Knien Sie sich an die rechte Seite Ihrer Partnerin, greifen Sie mit der linken Hand über ihren Rücken und unter ihren Körper. Ziehen Sie, sodass der Körper leicht angehoben wird, dann lassen Sie wieder los. Wiederholen Sie das Gleiche mit der rechten Hand, dann rhythmisch abwechselnd mit links und rechts, sodass Ihre Partnerin in ein leichtes Schaukeln versetzt wird. Wiederholen Sie diese Technik auf der anderen Körperseite.

> **Warnung**
> Die Körperschaukel kann bei schweren Personen für Ihren Rücken zu anstrengend sein. Ist Ihre Partnerin zu groß und schwer, um sie problemlos anzuheben, lassen Sie diese Technik weg.

FESTER GRIFF
Gehen Sie bei der Körperschaukel fest, aber sensibel mit Ihrer Partnerin um, sodass sie sich sicher fühlt.

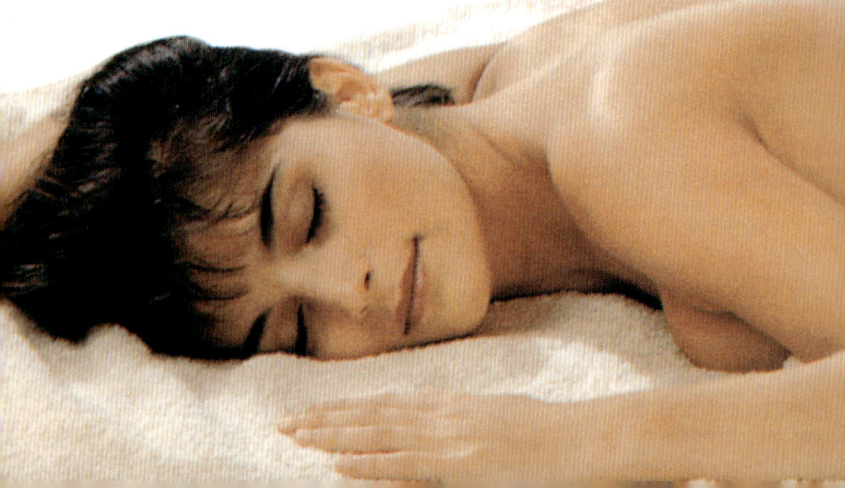

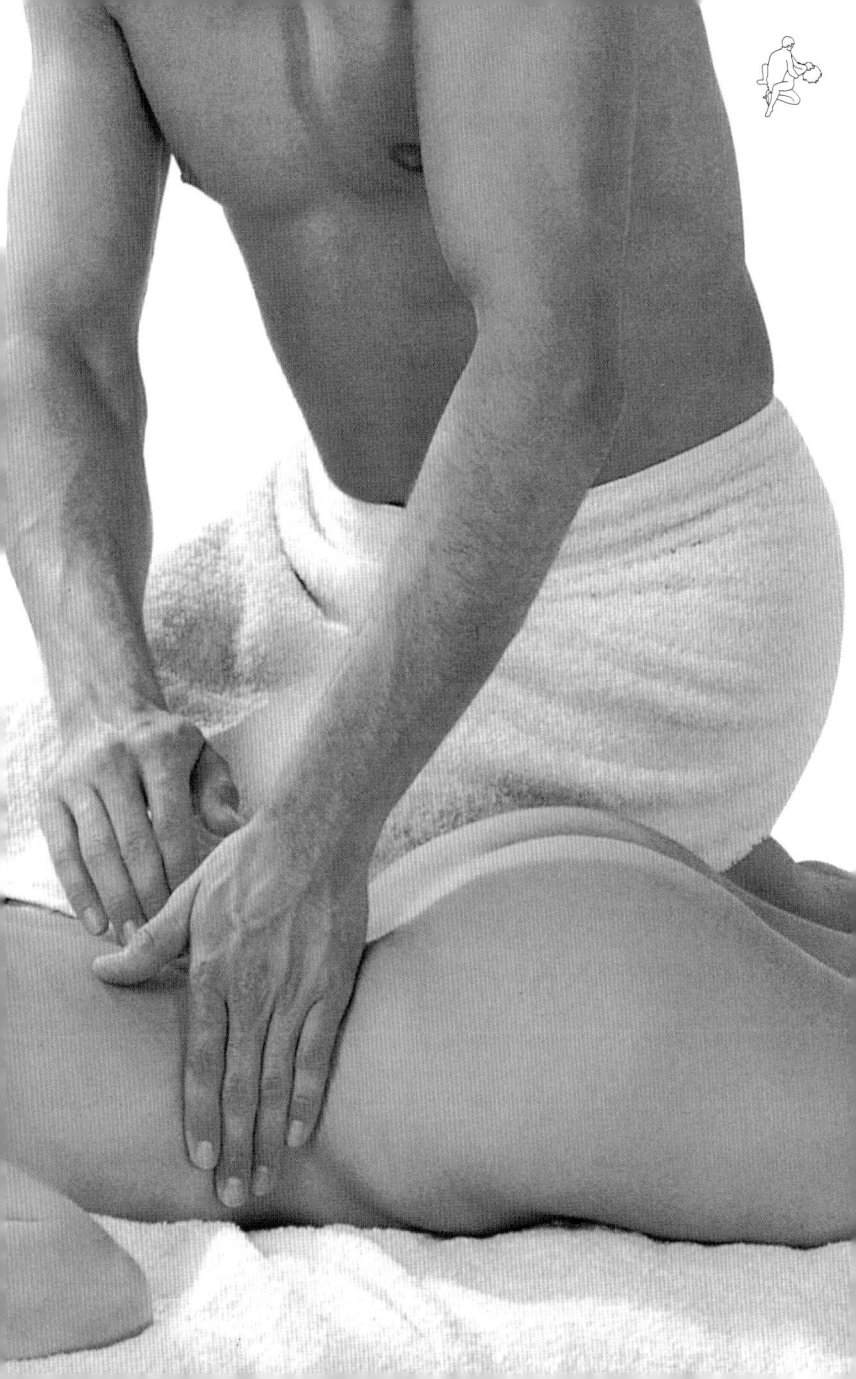

Heben der Hüfte

Gleiten Sie mit den Händen von den Schultern den Körper Ihrer Partnerin abwärts bis zu ihrem Po und unter ihre
Hüften und heben Sie sie leicht an. Wiederholen.

Wiederholen der Streichungen

Wenn Sie die spannungslösenden Streichungen ausgeführt haben, können Sie sie jetzt noch einmal auf eine
leichtere Art ausführen, um die Haut zu stimulieren und
das Energieniveau zu steigern. Improvisieren Sie und
reagieren Sie auf das, was ihrer Partnerin gefällt. Denken
Sie daran, je langsamer die Massage, desto größer ihre
Wirkung.

SEIEN SIE BEHUTSAM

*Halten Sie Ihre Partnerin gut fest und
heben Sie sie langsam und sanft an.
Die Haut darf niemals gezerrt
werden.*

*Behutsamkeit ist wichtig für
den Rücken*

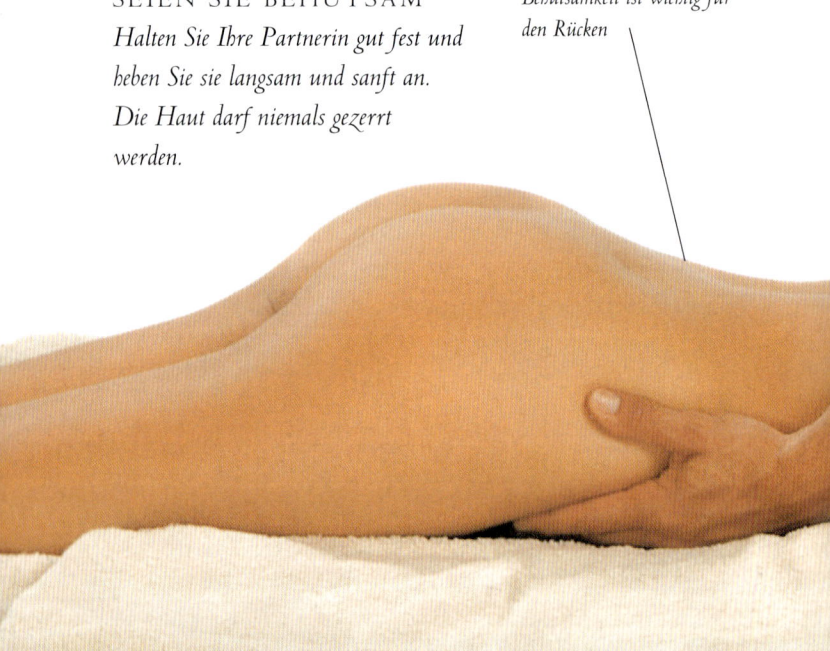

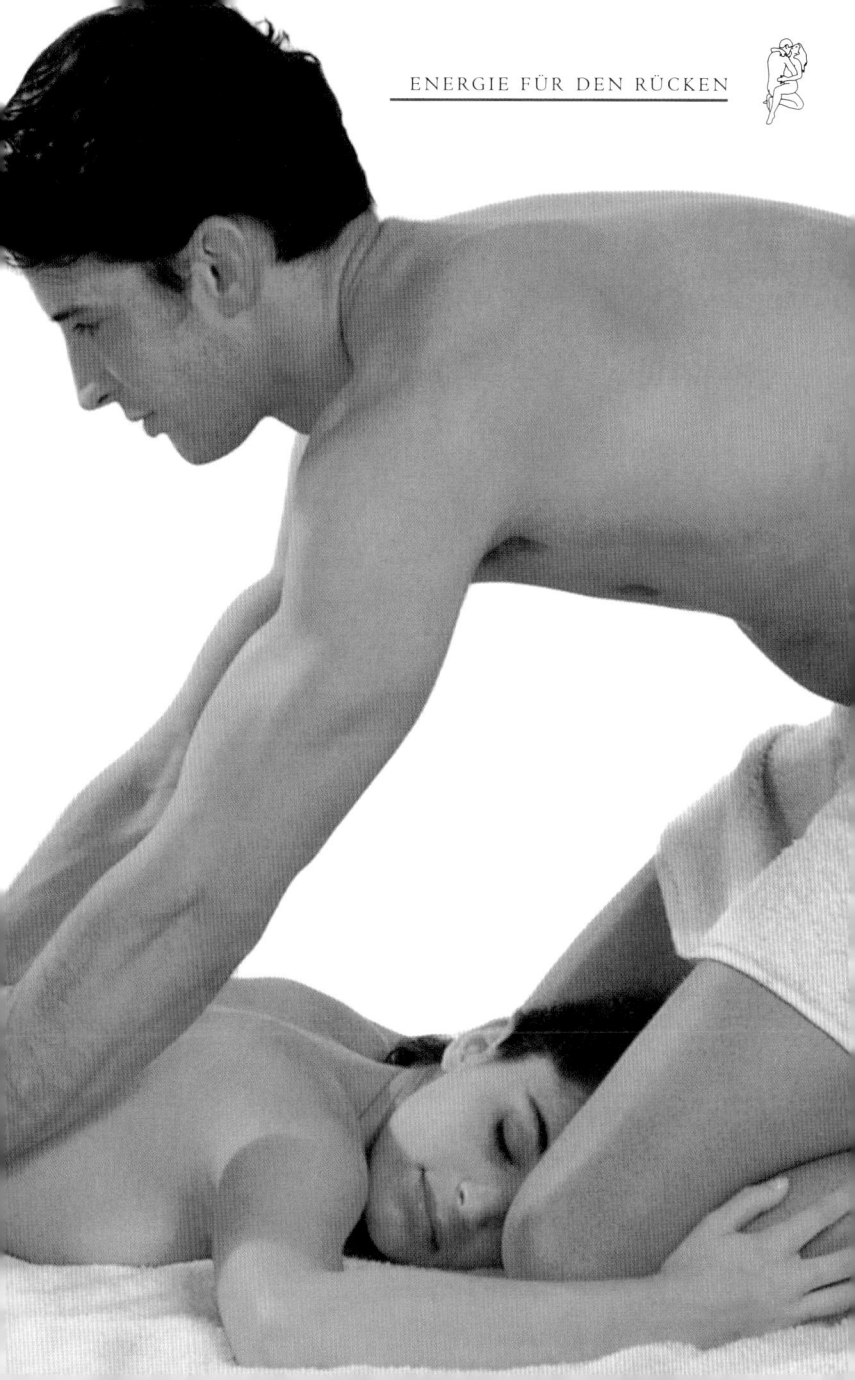

Rückenmassage beenden

Die 20 Minuten Rückenmassage könnten Ihre Partnerin ziemlich angestachelt haben. Daher ist zum
Ende eine Technik empfehlenswert, die fest ausgeübt wird
und etwas von der bisher erzeugten Energie wieder
wegnimmt.

Zum Abschluss

Ziel dieser Technik ist es, Ihre Partnerin zu beruhigen und für den Rest der Massage vorzubereiten.
Zwar sollen Sie etwas von der bisher erzeugten Energie wieder zerstreuen, aber achten Sie darauf, die Wirkung der letzten 20 Minuten nicht ganz zunichte zu
machen.

Knien Sie sich an die Seite Ihrer Partnerin, legen
Sie die Oberseite Ihrer Unterarme dicht zusammen auf ihre Körpermitte. Breiten Sie ganz langsam
die Arme aus und drehen Sie sie
dabei nach innen.

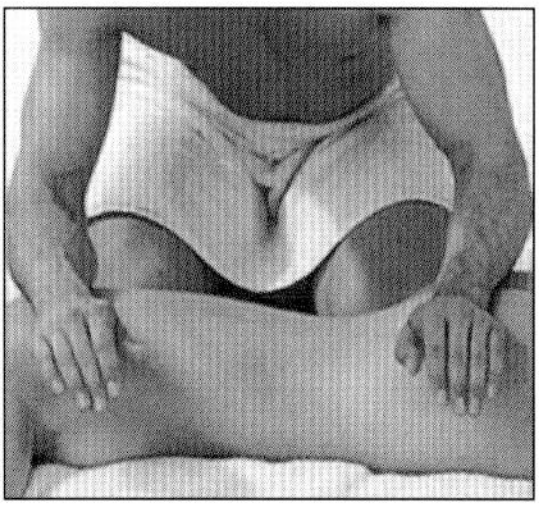

2 Wenn Ihre Arme
Hals und Po errei-
chen, sind die Untersei-
ten in Kontakt mit
Schultern und Poba-
cken. Heben Sie die Ar-
me und wiederholen Sie
die Streichung.

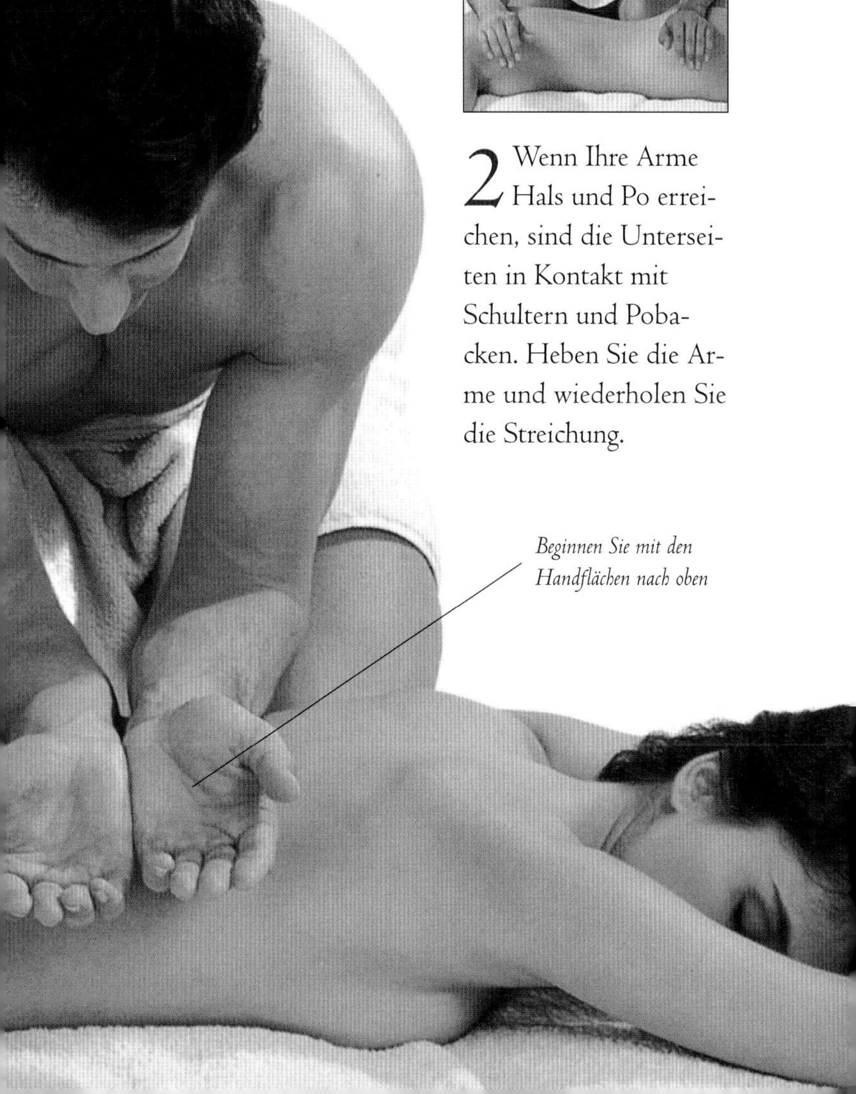

*Beginnen Sie mit den
Handflächen nach oben*

Die Vorderseite

Viele Massageneulinge zögern, wenn es um die Vorderseite des Partners geht. Männer wie Frauen sind oft unsicher, wie sie mit den Genitalien umgehen sollen. Doch keine Angst, durch die bei der Massage nötige Langsamkeit können wir uns in Ruhe darauf einstellen.

Gleitendes Streichen

Beginnen Sie mit einem gleitenden Streichen. Knien Sie sich hinter den Kopf Ihres Partners und legen Sie Ihre Hände mit den Handflächen nach unten auf seine Brust, die Handgelenke sind neben seinen Achselhöhlen. Lehnen Sie sich nach vorn und lassen Sie Ihre Hände langsam über den Körper Ihres Partners gleiten, bis sie nicht weiterreichen. Wiederholen Sie das zwei- oder dreimal. Bei Ihrer Partnerin reduzieren Sie den Druck, wenn Ihre Finger über ihre Brüste gleiten.

EMPFINDLICHE STELLEN
Ihr Partner muss sich auf dem Rücken unbedingt sicher fühlen.

Seien Sie sanft
Die Massage sollte immer sanft ausgeführt werden. Die Brüste dürfen nur
berührt werden, wenn die Frau sich
einverstanden erklärt hat, die Genitalien bleiben vorerst ausgenommen.

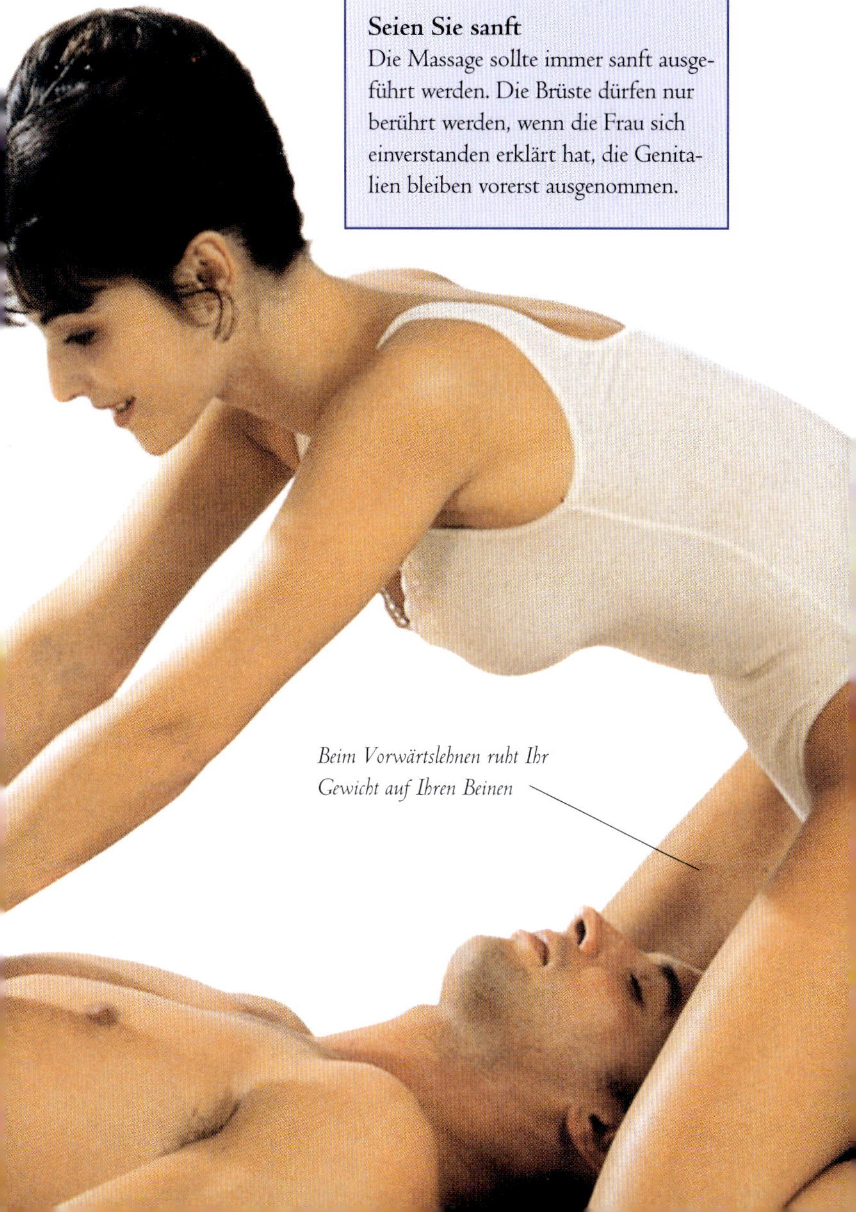

*Beim Vorwärtslehnen ruht Ihr
Gewicht auf Ihren Beinen*

Kopfmassage

Im Körper angestaute Spannung konzentriert sich oft in Schultern, Hals und Hinterkopf. Wer unter Stress leidet, ist von diesen Verspannungen mehr als von allen anderen Symptomen geplagt. Es gibt jedoch Hilfe: eine gute, langsame Kopf- und Schultermassage kann Spannung abbauen und Entspannung bringen.

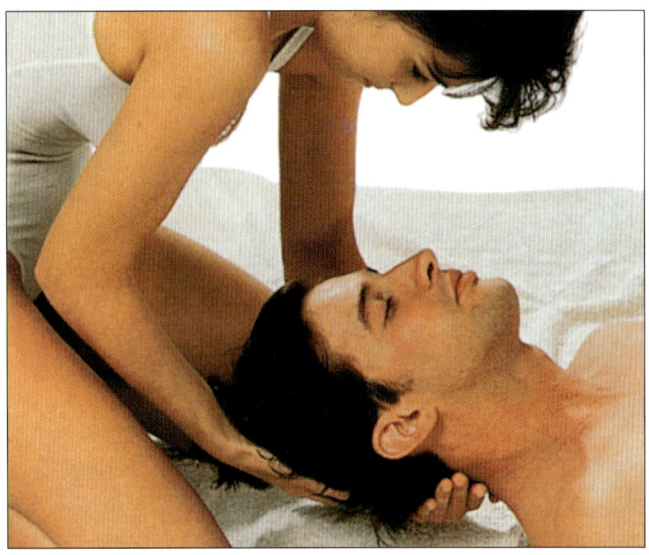

KOPF UND SCHULTERN HEBEN
Gleiten Sie mit den Händen unter die Schultern Ihres Partners und ziehen Sie sie nach oben und außen, wobei Sie sie anheben. Bei einer

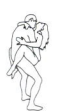

leichteren Variante ziehen Sie Ihre Hände den Hinterkopf hinauf, die
Finger liegen am Hals.

Den Kopf streicheln

Der Kopf ist äußerst sensibel. In der Kopfhaut sitzen
zahllose Nervenenden, wodurch sie ganz besonders auf
sanfte Massage und Streicheln anspricht.
Das Streicheln des Kopfes kann wunderbar beruhigend
wirken.

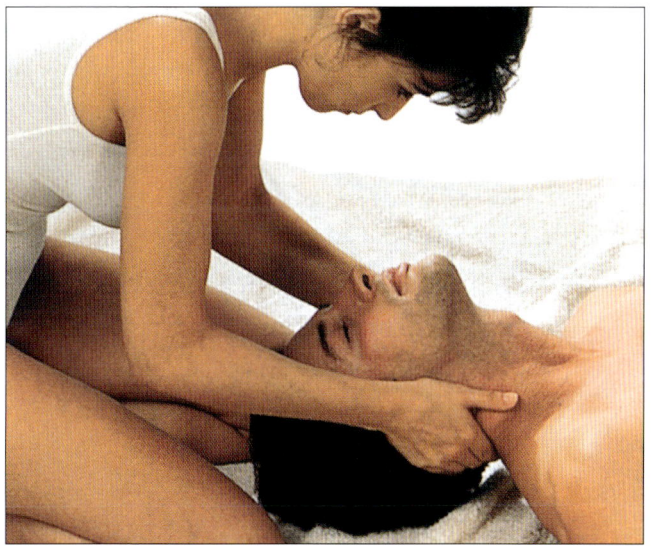

SPANNUNG ABBAUEN
Stützen Sie den Kopf Ihres Partners, während Sie wiederholt abwech-
selnd mit einer Hand vom Nacken zum Kopf streichen.

71

Brustmassage

W enn Sie Ihrer Partnerin eine Ganzkörpermassage geben, schließen Sie auch ihre Brüste darin ein. Sie kann sonst das Gefühl haben, dass die Massage nicht richtig zu Ende gebracht ist. Die einfache, aber sehr sinnliche Vier-Stufen-Massage, die auf der übernächsten Seite beschrieben ist, wurde von dem bekannten kalifornischen Masseur Kenneth Ray Stubbs entwickelt.

ZÄRTLICHKEIT
Die Brüste Ihrer Partnerin sind sehr empfindlich, behandeln Sie sie also besonders sanft.

Gesundes Vergnügen
Eine gute Brustmassage bereitet großes Wohlbehagen, stimuliert die Nervenenden und verbessert die Durchblutung.

Umkreisen Sie sanft die Brustwarzen

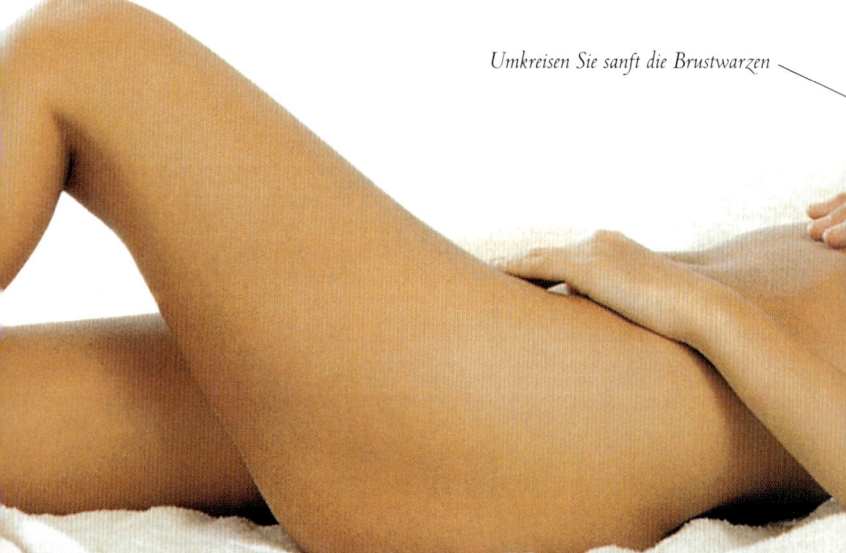

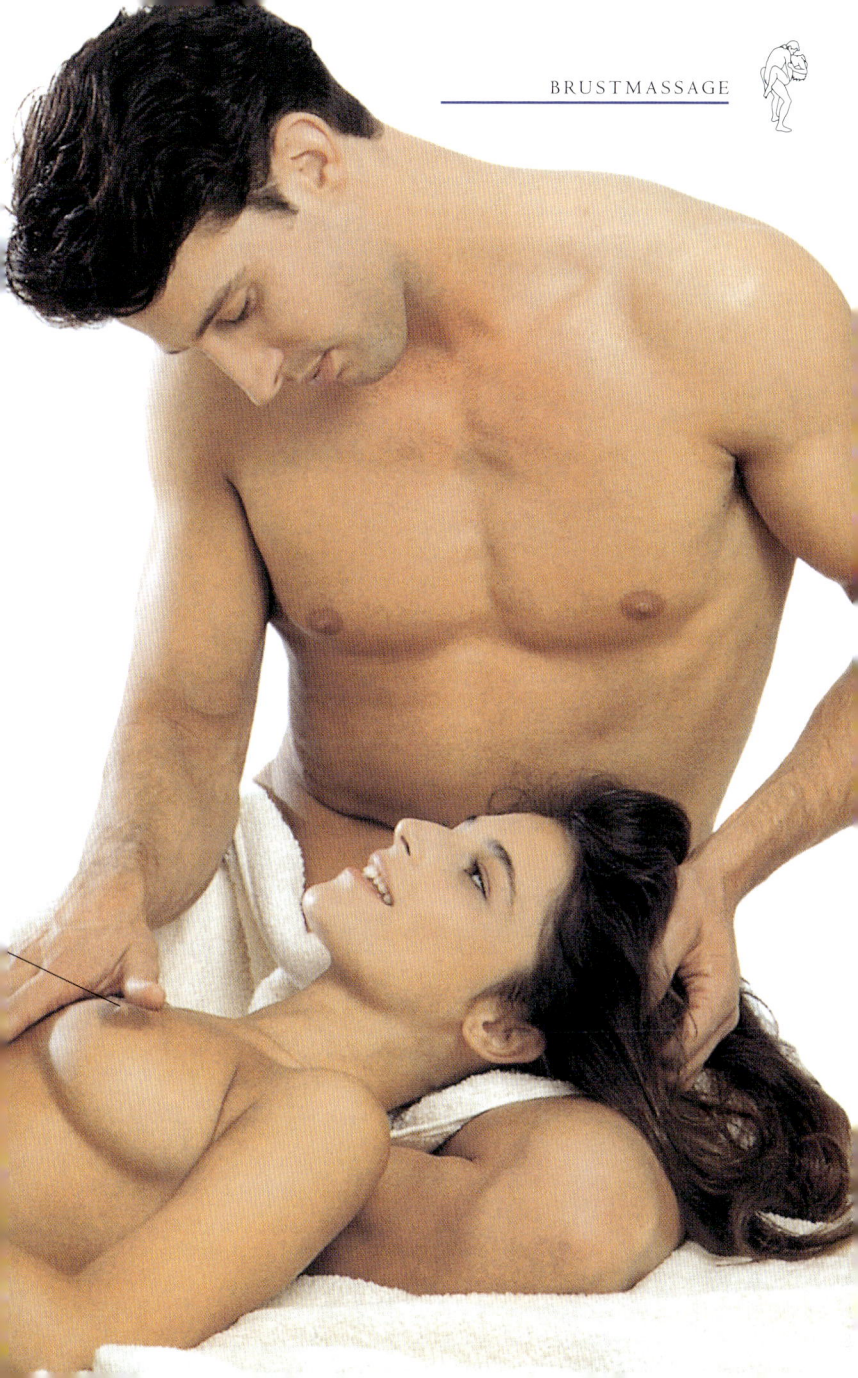

Die Stubbs-Technik

1 Gleiten Sie mit Ihrer linken Handfläche diagonal über die linke Brust Ihrer Partnerin in Richtung der rechten Schulter. Gleiten Sie mit Ihrer rechten Hand entsprechend über die rechte Brust. Wiederholen Sie beide Bewegungen abwechselnd je etwa sechsmal.

2 Mit einer gut eingeölten Fingerspitze malen Sie mit ganz leichtem Hautkontakt eine Spirale auf die Brust Ihrer Partnerin. Beginnen Sie außen und bewegen Sie sich sanft nach innen bis zur Brustwarze. Dasselbe auf der anderen Brust.

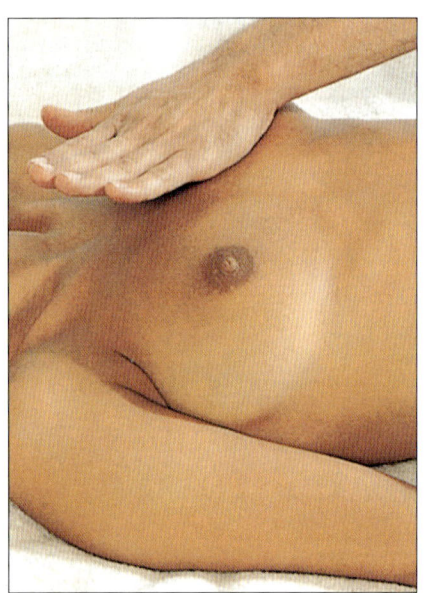
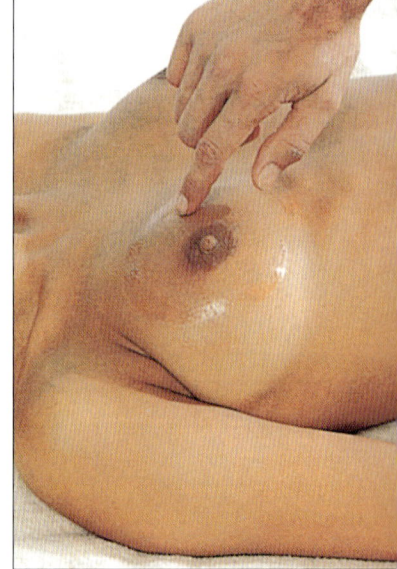

3 Drücken Sie sanft die Haut auf beiden Seiten der Brustwarze und gleiten Sie ganz leicht bis zum Rand der Brust, als würden Ihre Finger an den Speichen eines Rades bis zum Rand rutschen. Wiederholen Sie diese Bewegung auf allen »Speichen« bei beiden Brustwarzen.

4 Drücken Sie die Brustwarze sanft zwischen gut geöltem Zeigefinger und Daumen, rutschen Sie nach oben und weg. Für besondere Wirkung können Sie beide Hände abwechselnd benutzen, sodass Bewegung und Gefühl kontinuierlich sind. Dasselbe bei der anderen Brust.

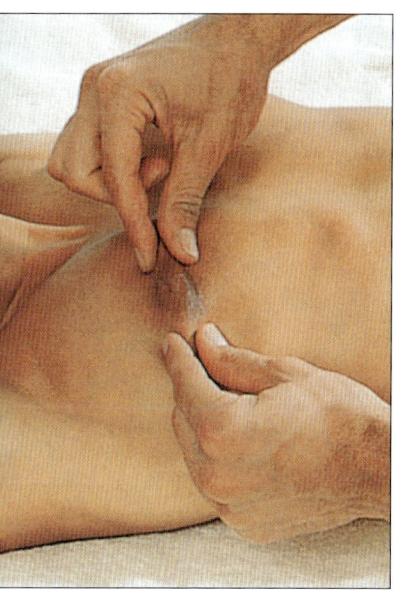

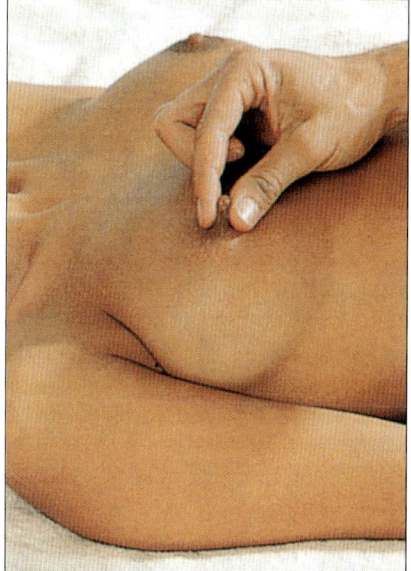

Die Brüste umfahren

Wenn Sie die Brüste umfahren, sollten Sie daran denken, dass sie Drüsen und keine Muskeln sind und daher nicht stark gedrückt werden dürfen.

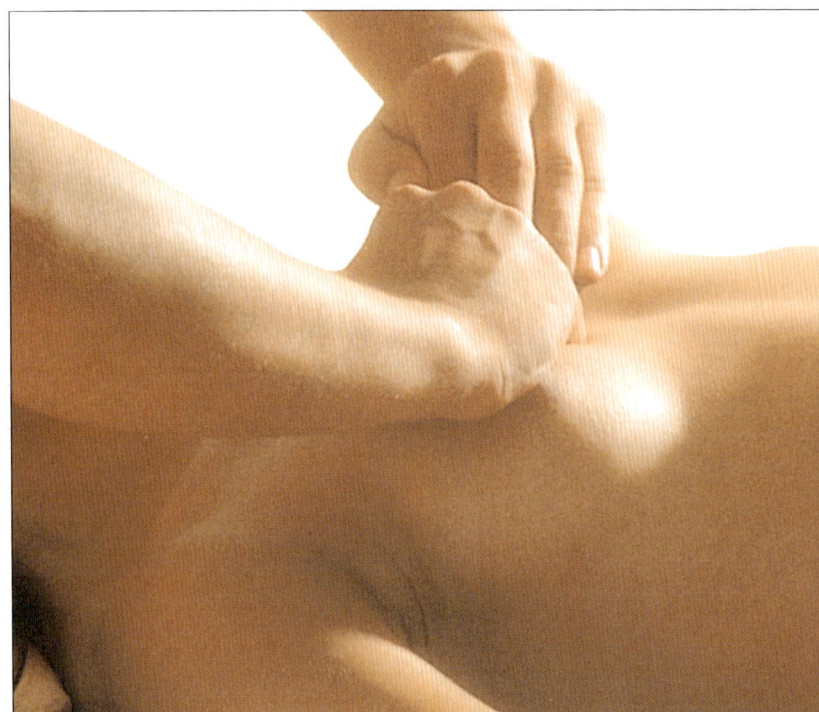

I Beginnen Sie am Brustbein mit den Fingerspitzen beider Hände, beschreiben Sie auf dem ganzen oberen Brustbereich bis auf die Brüste selbst kleine Kreise.

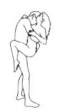

2 Setzen Sie jetzt Ihre Hände unter den Brüsten an und
fahren Sie mit Handfläche und Fingerspitzen ein paar
Mal um sie herum.

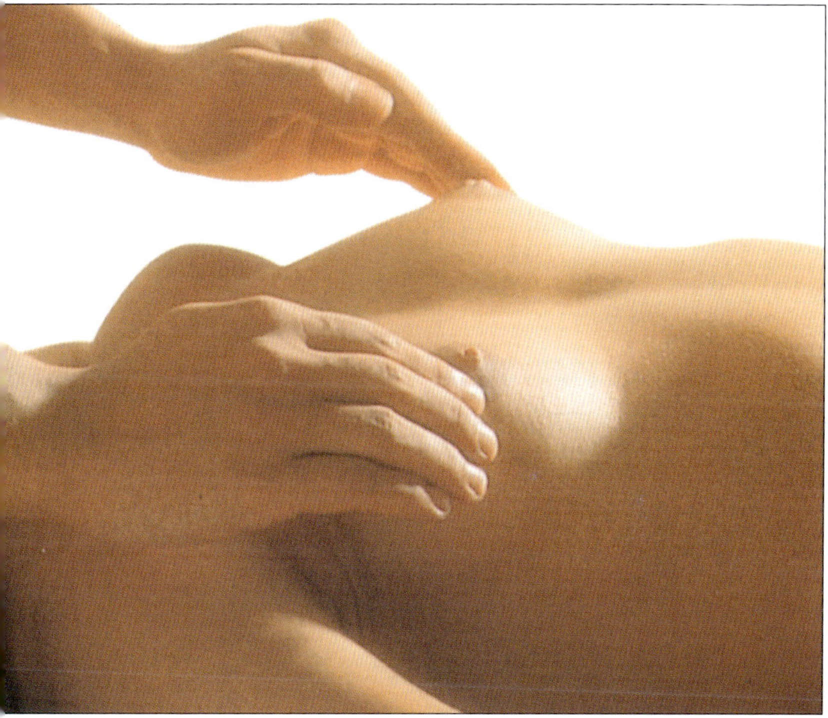

3 Um die Erregung Ihrer Partnerin zu verstärken, können Sie zum Schluss mit Ihren Fingerspitzen sanft
über ihre Brustwarzen streichen.

Bauchmassage

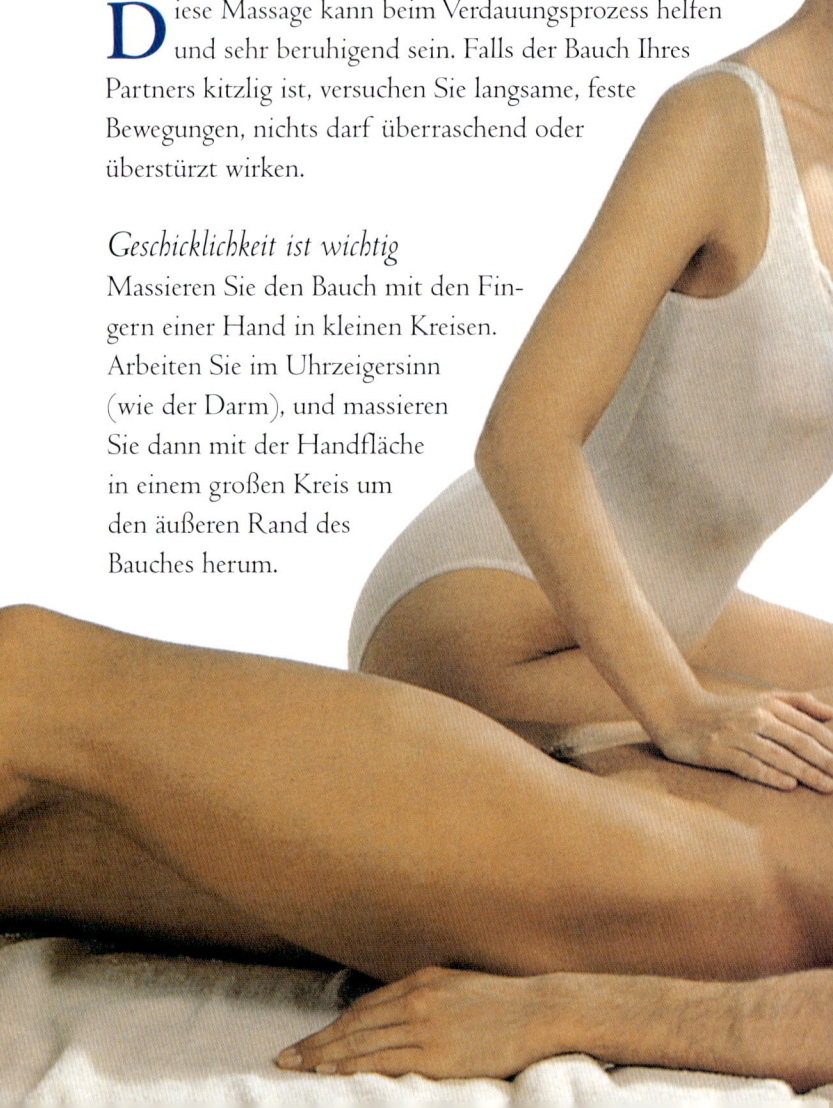

Diese Massage kann beim Verdauungsprozess helfen und sehr beruhigend sein. Falls der Bauch Ihres Partners kitzlig ist, versuchen Sie langsame, feste Bewegungen, nichts darf überraschend oder überstürzt wirken.

Geschicklichkeit ist wichtig
Massieren Sie den Bauch mit den Fingern einer Hand in kleinen Kreisen. Arbeiten Sie im Uhrzeigersinn (wie der Darm), und massieren Sie dann mit der Handfläche in einem großen Kreis um den äußeren Rand des Bauches herum.

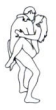

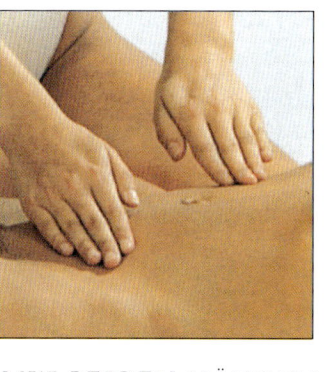

MIT BEIDEN HÄNDEN

Variieren Sie die Streichungen, indem Sie mit den Händen in derselben Richtung arbeiten und Halbkreise von Hüfte zu Hüfte beschreiben.

HÖCHSTES WOHLGEFÜHL

Eine Bauchmassage ist sehr angenehm, aber seien Sie sanft, die Muskeln sind hier empfindlich.

Drücken Sie mit den Fingerspitzen fest, aber sanft

Kneten

Diese Technik wird mit beiden Händen auf der Vorderseite des Körpers an den fleischigen Stellen um Taille und
Hüften herum ausgeführt.
Benutzen Sie beide Hände gleichzeitig oder abwechselnd.
Beschreiben Sie anschließend mit den Fingerspitzen leichte, oberflächliche Kreisbewegungen. Kneten Sie keine Stellen, an denen die Haut über dem Fleisch straff ist, das
kann schmerzhaft sein.

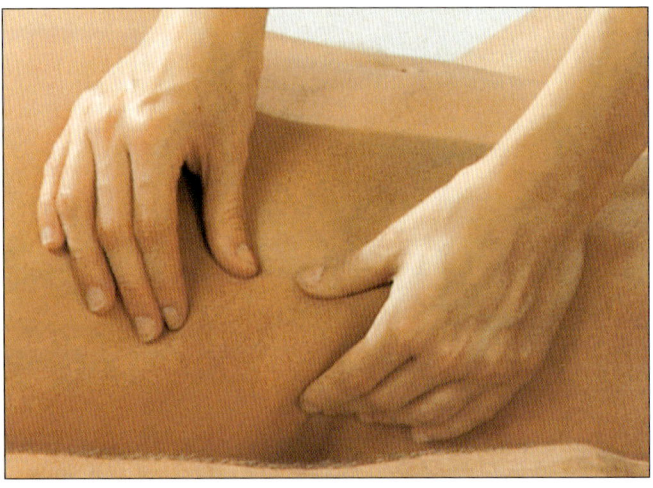

KONTINUITÄT

*Bearbeiten Sie den Körper Ihres Partners mit Daumen und Fingern
dicht beieinander, um eine kontinuierliche Abfolge unterschiedlicher Gefühle zu erzeugen.*

80

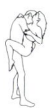

Drehen der Hand

Beschreiben Sie wieder mit der Hand Kreise im Uhrzeigersinn, aber diesmal drehen Sie die Hand während der Bewegung, sodass Sie teilweise mit dem Handrücken massieren.
Beugen Sie Finger und Handrücken, bearbeiten Sie so den
Leib Ihres Partners.

Drücken Sie nicht zu fest, aber variieren Sie die Bewegung
so viel wie möglich. Achten Sie darauf, Ihren Partner nicht
zu kratzen.

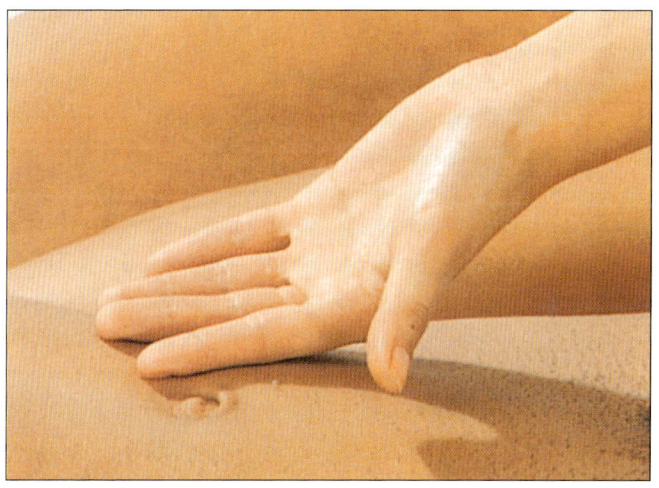

KNÖCHELDRUCK

*Benutzen Sie Ihre Fingerknöchel, um so das Gefühl bei der Massage zu
variieren.*

81

Bauchstreichung

Dies ist eine wunderbar beruhigende Streichung, aber sie ist gleichzeitig belebend und gibt Energie. Sie sitzen auf den Oberschenkeln Ihres Partners und verteilen Ihr Gewicht so, dass es für Ihren Partner vollkommen bequem ist. Streichen Sie mit den Händen sanft, aber fest von den Lenden über den Bauch zu den Rippen. Legen Sie beide Handflächen auf den Unterbauch, die Finger zeigen zum Kopf. Schieben Sie nun die Hände langsam über den Bauch (lehnen Sie sich nicht auf die Hände, Ihr Gewicht würde zu großen Druck erzeugen), bis Ihre Fingerspitzen die Rippen berühren, und gleiten Sie mit den Händen an den Körperseiten nach unten. Nach Wunsch wiederholen.

HEILENDE HÄNDE

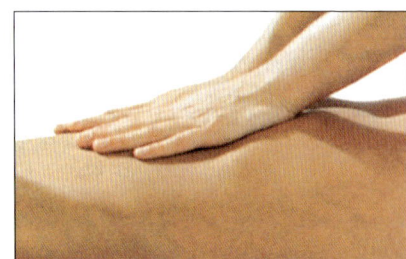

Bauchmassage kann Wohlbehagen erzeugen und durch die Anregung von Verdauungsprozessen die Gesundheit Ihres Partners fördern.

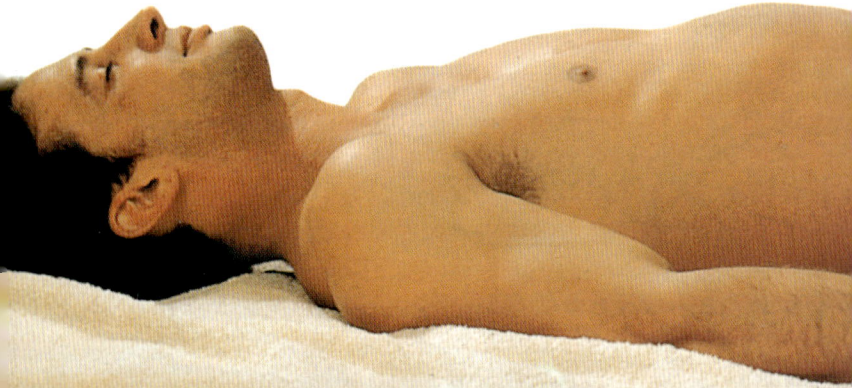

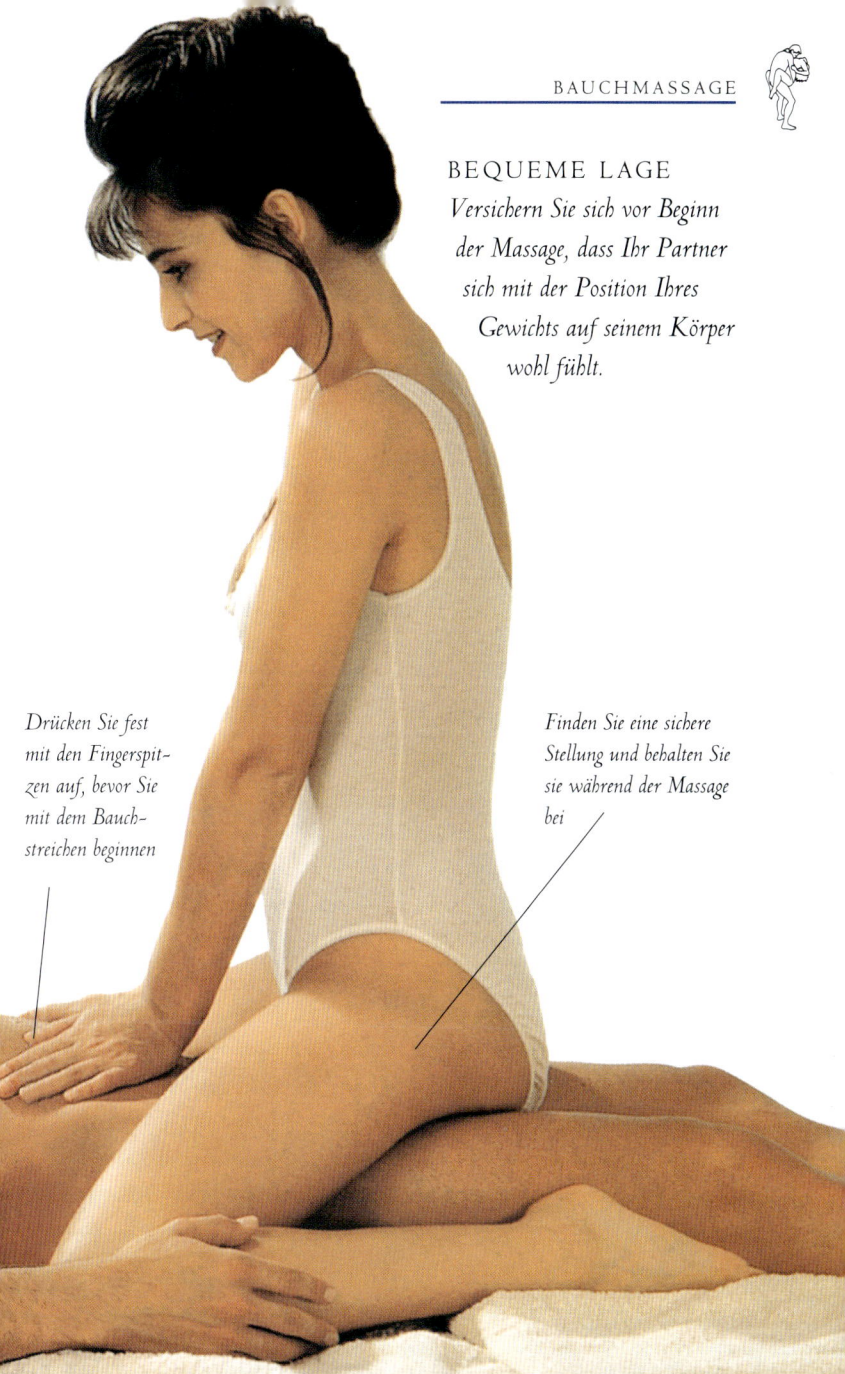

BEQUEME LAGE
*Versichern Sie sich vor Beginn
der Massage, dass Ihr Partner
sich mit der Position Ihres
Gewichts auf seinem Körper
wohl fühlt.*

*Drücken Sie fest
mit den Fingerspit-
zen auf, bevor Sie
mit dem Bauch-
streichen beginnen*

*Finden Sie eine sichere
Stellung und behalten Sie
sie während der Massage
bei*

Variante der Bauchstreichung

Legen Sie die Hände so, dass die Handgelenke nach außen zeigen und die Fingerspitzen sich in der Körpermitte Ihres Partners treffen. Ziehen Sie die Hände nun langsam unter den Rippen auseinander, sodass Ihre Fingerspitzen die untersten Rippen entlangfahren.

♦ Wie bei jeder Massage nehmen Sie vorher alle Ringe ab.

♦ Achten Sie darauf, Ihren Partner nicht zu kratzen.

♦ Halten Sie während der Bauchmassage einen festen, aber sanften Druck aufrecht.

Richtiges Berühren

Es ist wichtig, durch die Massage alle Anspannung im Körper zu beseitigen, da diese den Fluss sexueller Energie und damit den Genuss der Sexualität verhindern kann.

♦ Je leichter Ihre Berührung ist, desto besser lösen Sie emotionale und physische Anspannungen bei Ihrem Partner.

♦ Wiederholen Sie, was Ihr Partner besonders mag. Führen Sie mehr Techniken an der Oberfläche als in tieferen Schichten aus, da diese mehr Energie erzeugen.

STÄNDIGER KONTAKT

Eine wichtige Regel ist, dass Sie bei einer Ganzkörpermassage wenigstens mit einer Hand immer Körperkontakt halten sollten. Dieser ständige Kontakt ist notwendig, um die Energie zu erzeugen, die die Massage erfolgreich macht und dem Empfänger das Gefühl der Erfüllung schenkt.

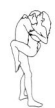

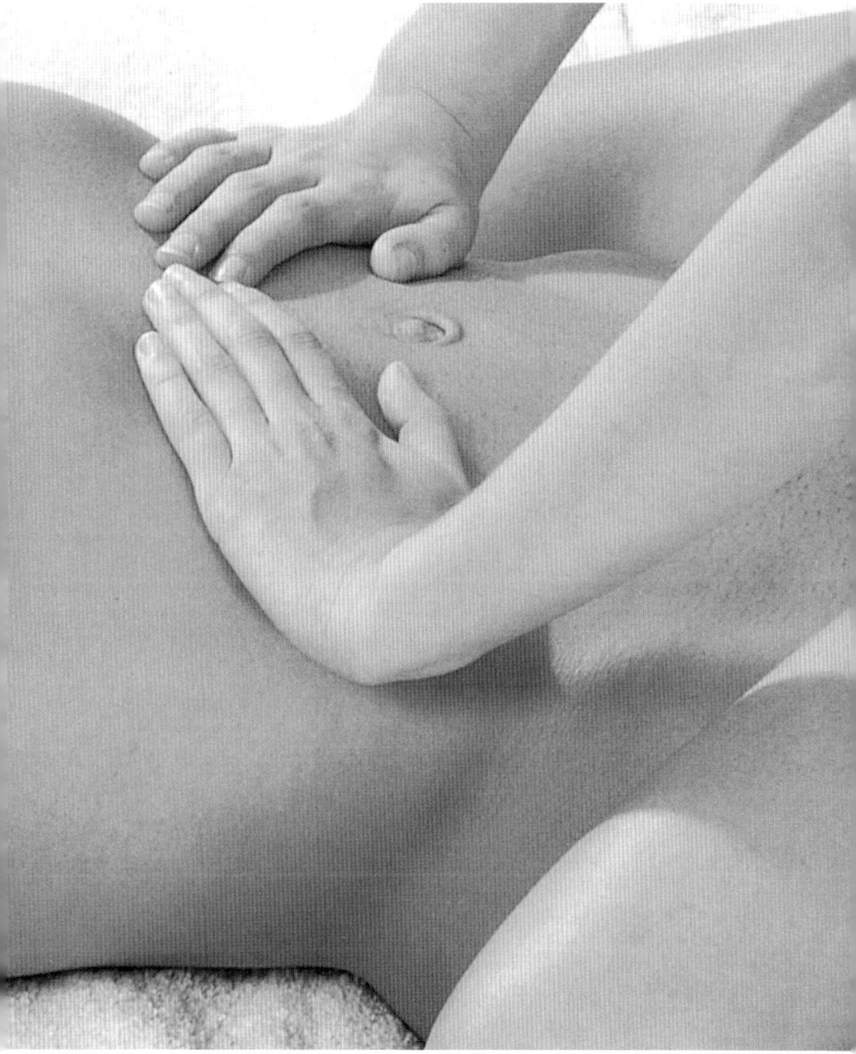

Beinmassage

Wie man eine Aufgabe beendet, ist genauso wichtig wie der Beginn. Die Art, in der man etwas zu Ende führt, wirft oft ein Licht darauf, welcher Mensch man ist. Ist man ungeduldig, vernachlässigt man vielleicht das Ende, um die Arbeit schnell hinter sich zu bringen. Ist man jedoch ein aufmerksamer Mensch, wird man das Ende genauso sorgfältig und konzentriert gestalten wie den Anfang. So sollten Sie auch die Beinmassage angehen, den letzten Teil der Ganzkörpermassage.

NEHMEN SIE SICH ZEIT

Die Beine sind genauso wichtig wie jeder andere Körperteil, behandeln Sie sie also mit demselben Respekt.

Sanfter Druck Ihrer Oberschenkel wird das Gesamterlebnis der Massage verstärken

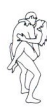

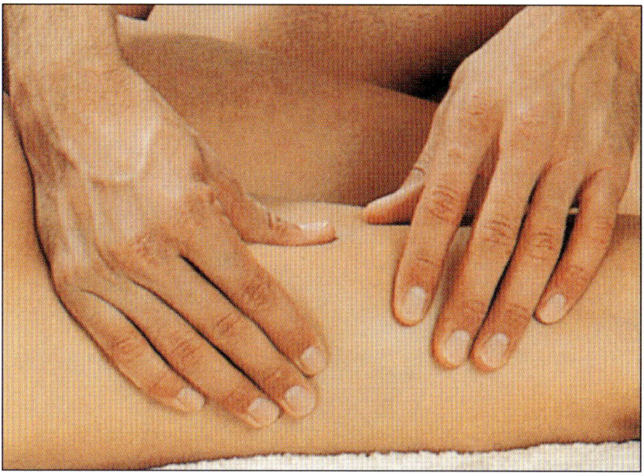

KNETEN

Kneten Sie mit beiden Händen die fleischigen Stellen der Beine von den Ober- hinunter zu den Unterschenkeln, nicht jedoch die Kniekehlen.

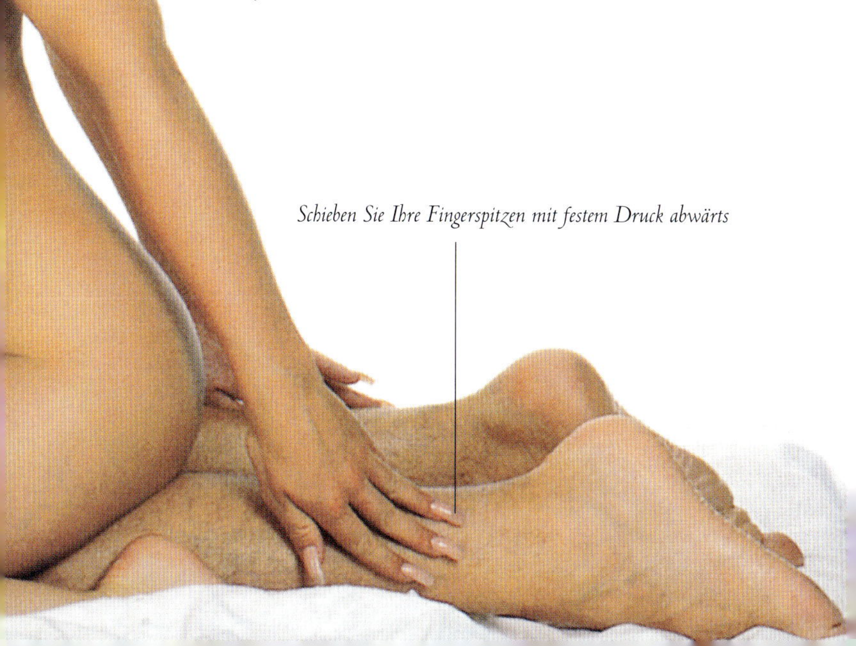

Schieben Sie Ihre Fingerspitzen mit festem Druck abwärts

Körperkontakt

Haben Sie Rücken, Kopf und Schultern, Vorderseite und Beine Ihres Partners massiert, ist es nun Zeit, von der Entspannung zur Erregung überzugehen.

Körper an Körper
Legen Sie sich auf Ihren Partner und gleiten Sie mit Ihrem Körper sinnlich auf ihm hin und her. Reiben Sie Ihre Brüste an seinem Rücken und drücken Sie Ihre Genitalien gegen seinen Po.

Drücken Sie Ihre Brüste
gegen seinen Rücken

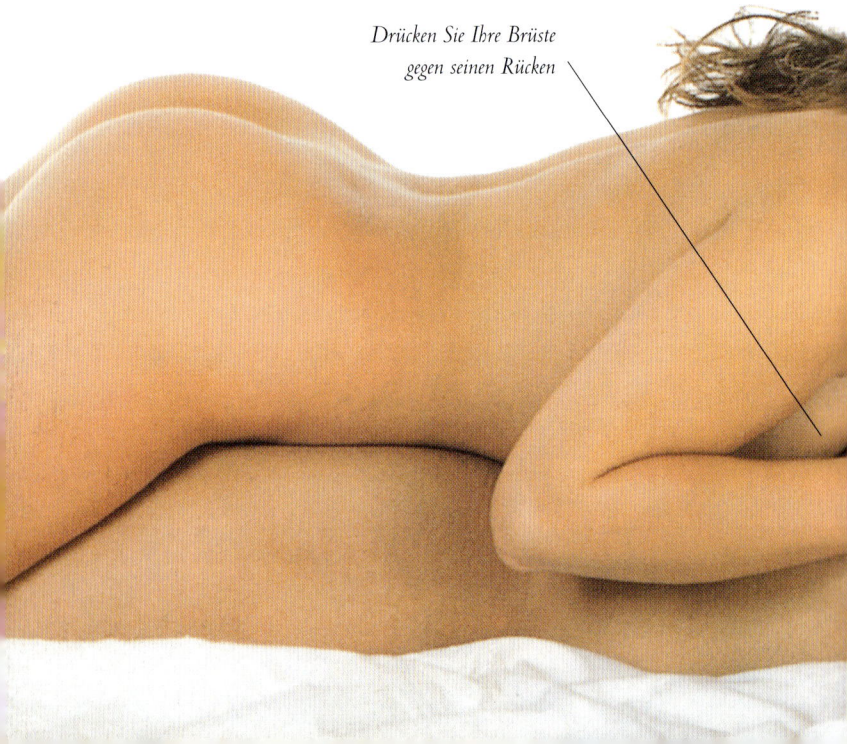

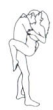

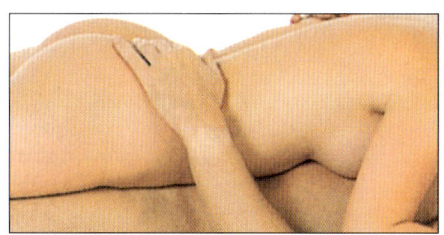

AUGENKONTAKT
*Ganzkörperkontakt der
Vorderseiten: Die Genita-
lien sind aneinander ge-
drückt, und Augenkontakt
intensiviert das Erlebnis.*

SICH NAHE SEIN
*Das Rundumgefühl des Ganzkörperkontakts schafft ein Gefühl der
Zusammengehörigkeit.*

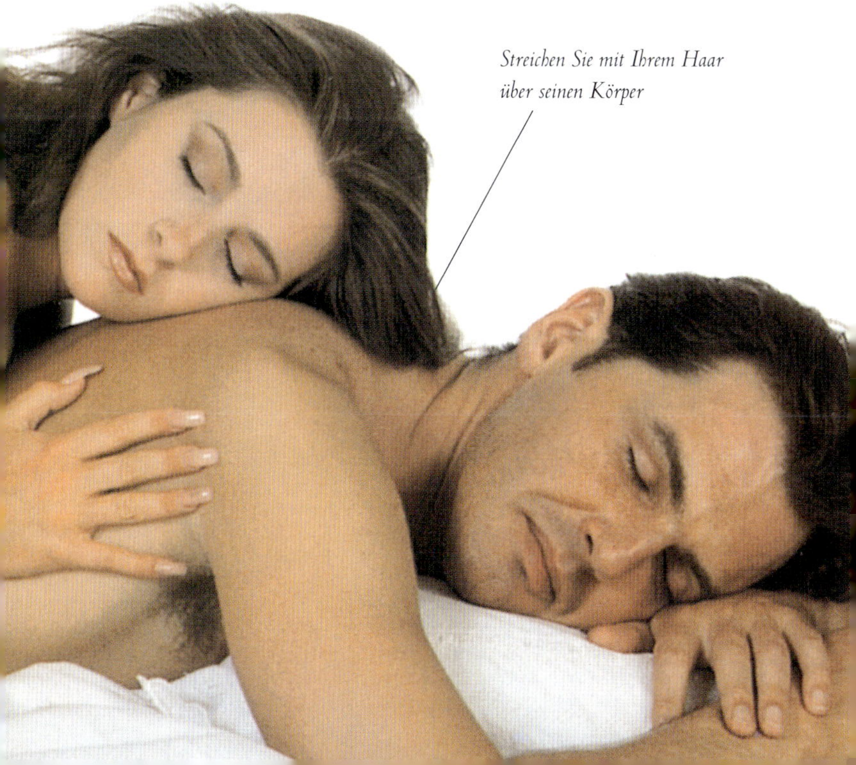

*Streichen Sie mit Ihrem Haar
über seinen Körper*

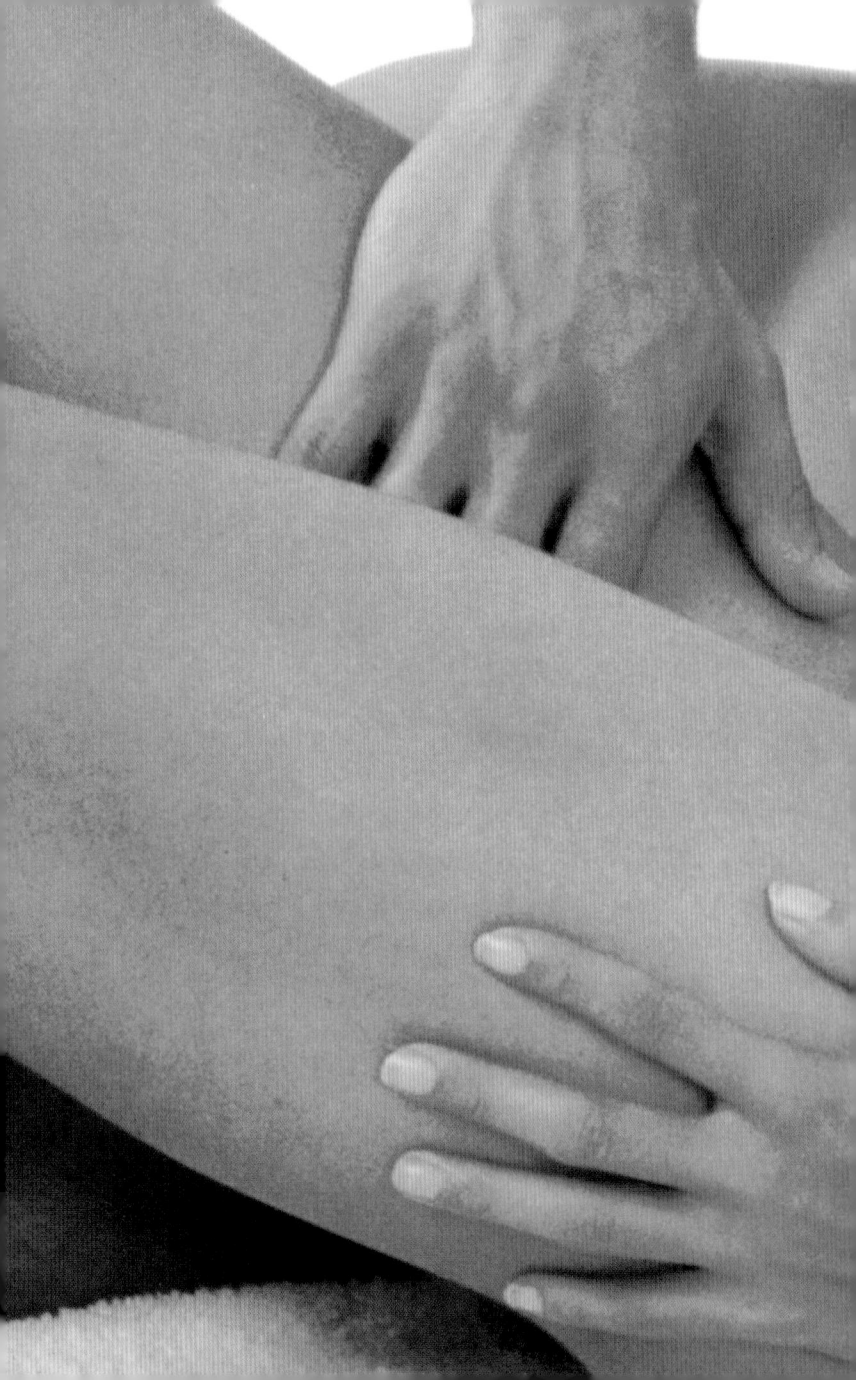

Intime Berührungen

Eine sinnliche Massage wäre unvollkommen, wenn sie nicht die erogensten Zonen des Körpers — und besonders die Genitalien — gebührend berücksichtigte. Diese müssen genauso auf den Sexualakt vorbereitet werden wie alle anderen Körperteile. Der Austausch sexueller Energie wird wesentlich befriedigender, wenn Sie sich vorher viel Zeit für intime Berührungen nehmen.

EROTISCHE BERÜHRUNGEN

*Frauen können durch erotische Berüh-
rungen sehr erregt werden und einen
Orgasmus erreichen.*

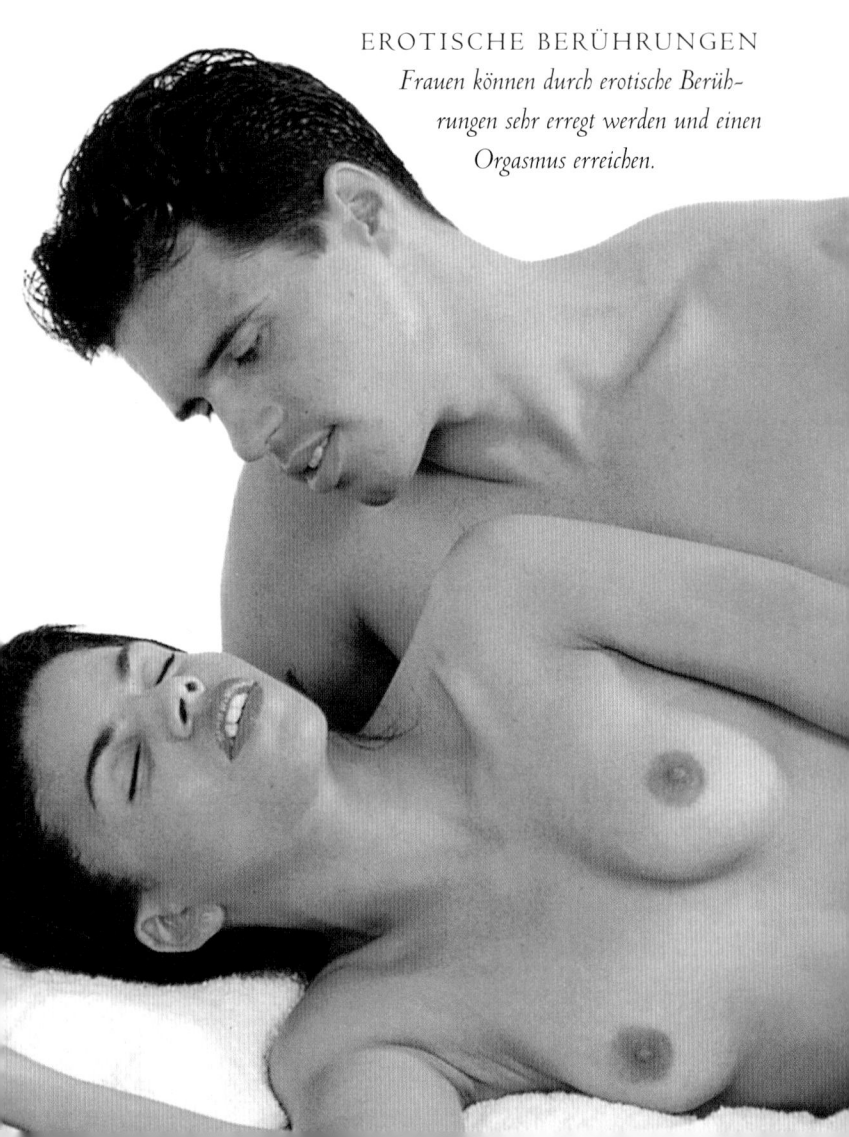

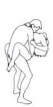

Was ist Erotik?

Wenn er ihren Zeigefinger streichelt und sie heißes Begehren durchströmt, wenn sie zart mit den Lippen über die seinen streift, bis seine Lenden glühen, sind das erotische Berührungen. Schmeichelndes, verführerisches Flüstern kann Erotik sein, Necken und Reizen ebenso. Gedanken und Andeutungen können voller Erotik sein, und natürlich das Gefühl, dass die eigenen Nervenzellen direkt mit den Fingerspitzen des Geliebten verbunden sind.

Zu ihrem Vergnügen

Diese Massage und die folgende für Männer *(Seite 96)* beruht auf Techniken, die von Kenneth Ray Stubbs und Studenten des Institute for the Advanced Study of Human Sexuality in San Francisco (USA) beschrieben wurden. Interessant ist, dass alle Techniken für Männer einen Namen hatten, jedoch keine derjenigen für Frauen. Ich habe sie also erst einmal getauft!

Streicheln Sie zuerst die Innenseiten ihrer Schenkel

WAS MAG SIE?
Wenn Sie Ihre Partnerin intim berühren, fragen Sie sie nach ihren Vorlieben.

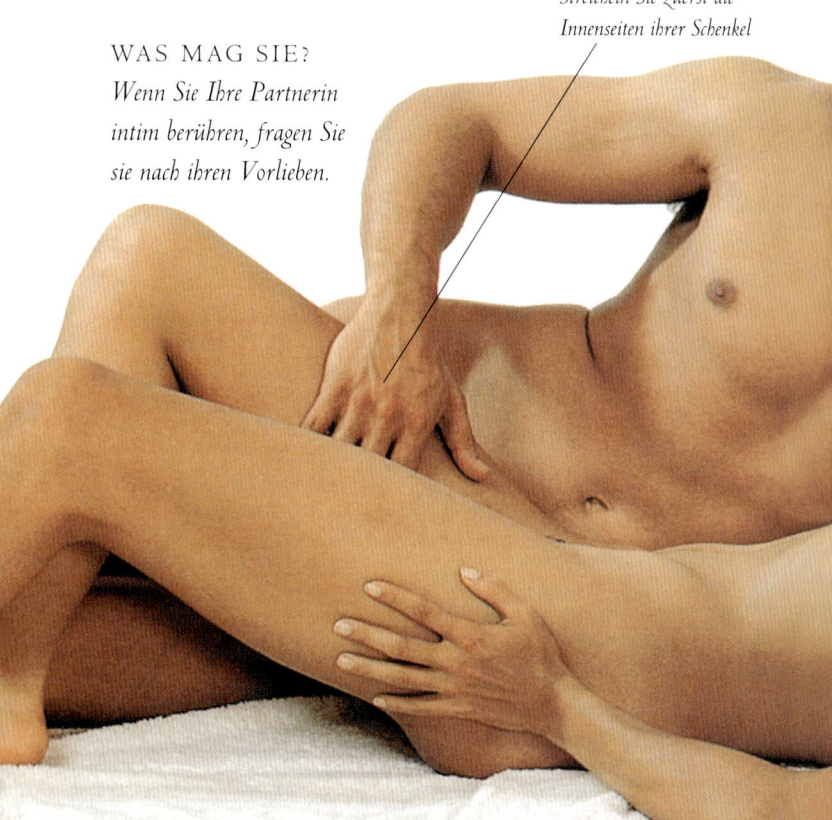

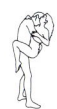

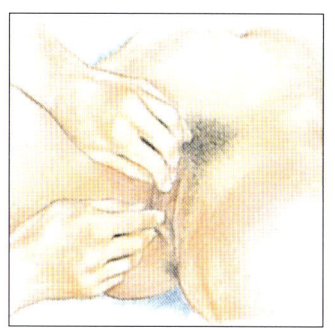

WIBBELN

Beginnen Sie mit den äußeren Schamlippen. Ziehen Sie sie mit den Fingern beider Hände sanft nach außen und lassen Sie sie wieder los.

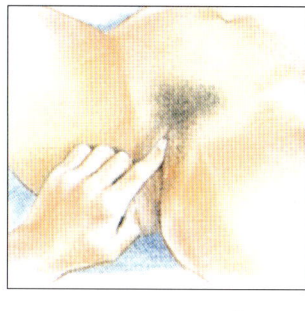

KLITORIS-MANÖVER

Fahren Sie mit Ihrem Finger zuerst um die Spitze der Klitoris herum und dann ihren Schaft auf und nieder, und zwar extrem zart, mit ganz leichter Berührung. Benutzen Sie ein Gleitmittel.

Für sein Vergnügen

Wenn Sie die Genitalien Ihres Partners massieren, denken Sie daran, dass Sie ihn nicht zum Orgasmus bringen wollen. Wenn es passiert, desto besser für ihn, wenn nicht, macht es gar nichts, denn Sie werden ihm trotzdem wunderbare Gefühle beschert haben. Dies sind zwei der grundlegenden Techniken, die ich gelernt habe, aber nichts hindert Sie, mit Übung und Fantasie Ihre eigenen zu erfinden.

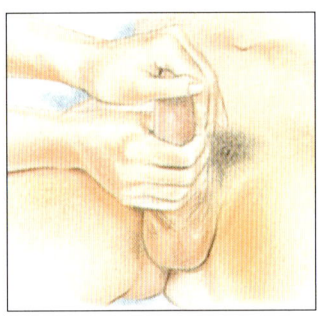

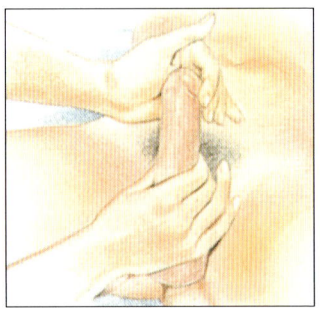

ZITRONENPRESSE
Stützen Sie den Penis, indem Sie ihn mit einer Hand in der Mitte umfassen. Reiben Sie dann Ihre gewölbte andere Hand um die Penisspitze, wie wenn Sie eine Zitrone ausdrücken.

HAND FÜR HAND
Gleiten Sie mit Ihrer Hand über die Penisspitze und den Schaft hinunter. Bevor Sie unten angelangt sind, nehmen Sie die andere Hand zur Spitze und wiederholen die Bewegung.

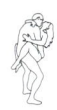

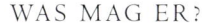

WAS MAG ER?

Das Streicheln der Genitalien ist eine ganz
natürliche Fortsetzung des Küssens und
Liebkosens. Finden
Sie heraus, was
er am meisten
mag.

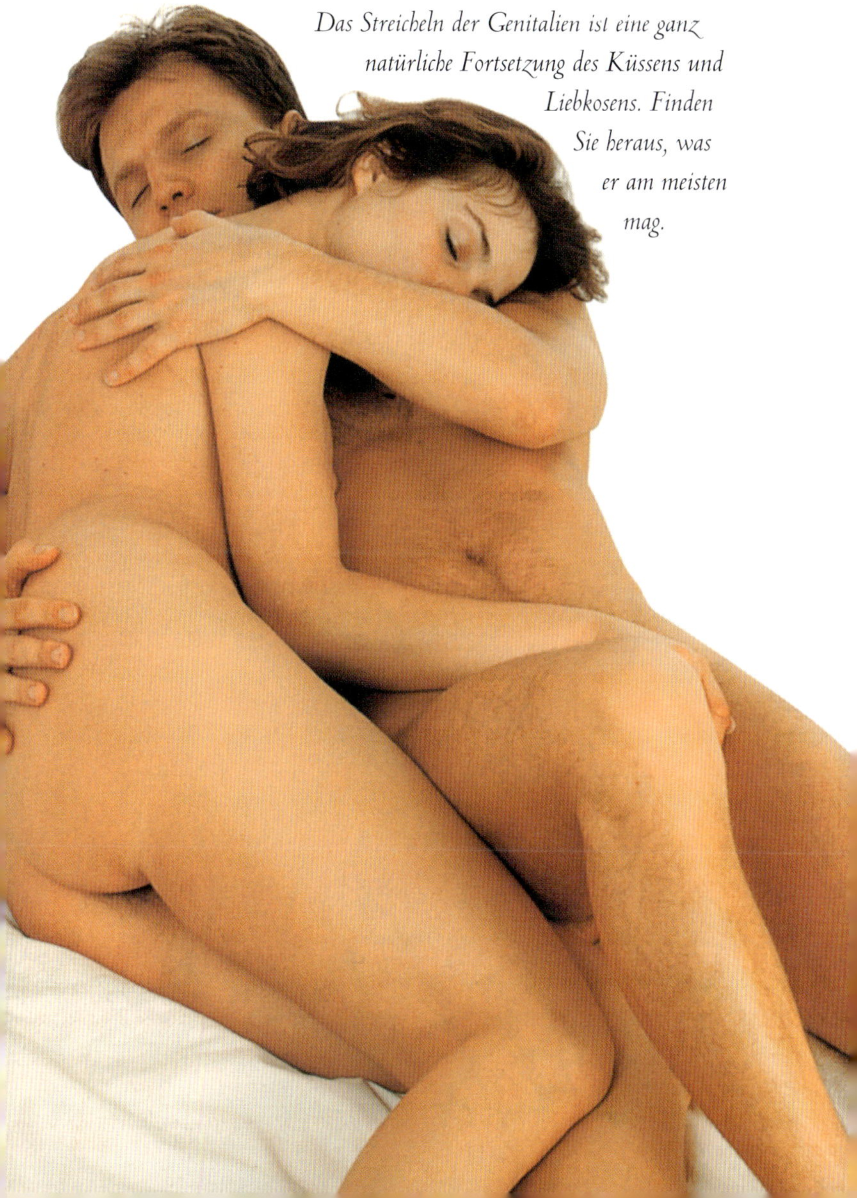

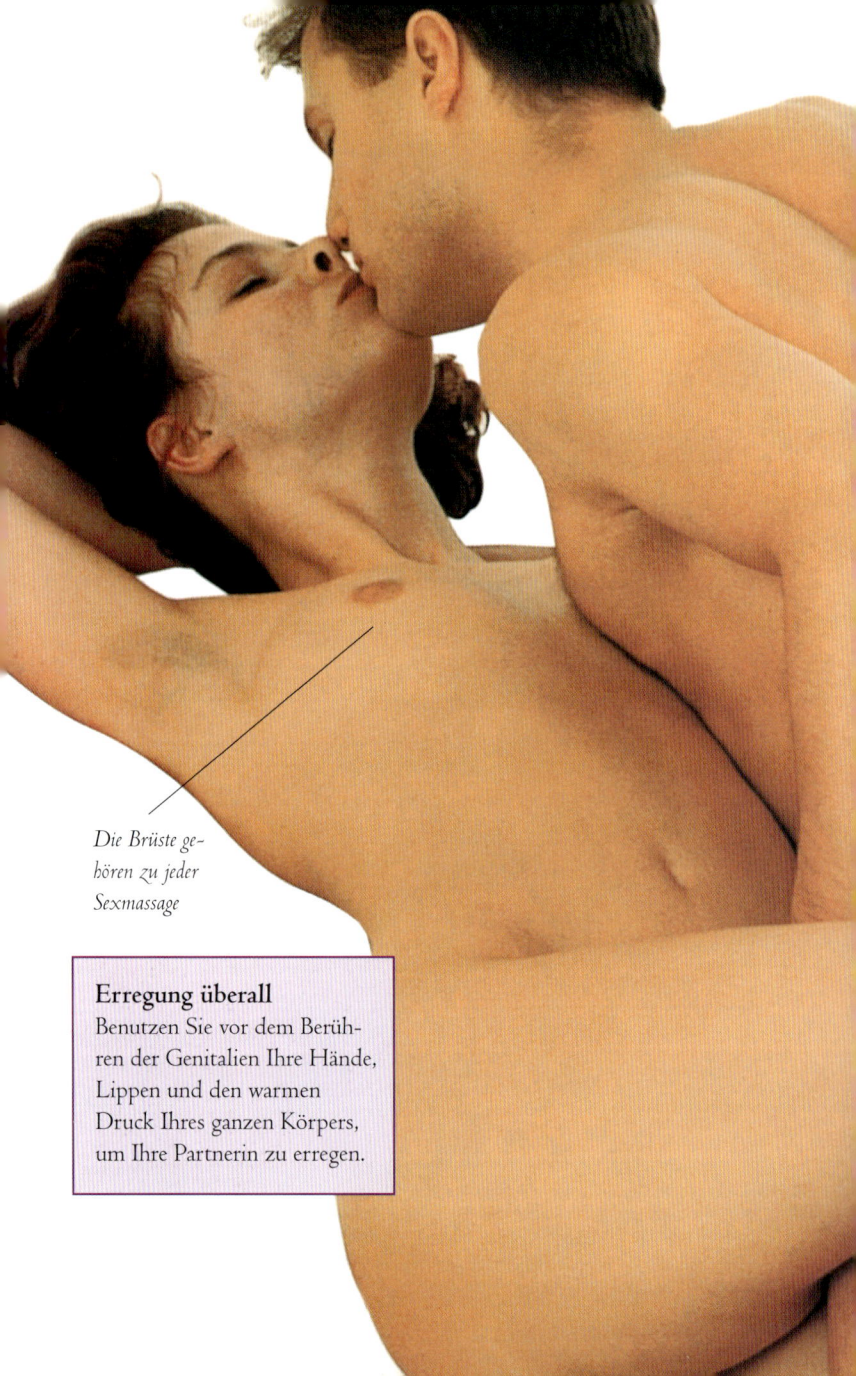

*Die Brüste ge-
hören zu jeder
Sexmassage*

Erregung überall
Benutzen Sie vor dem Berüh-
ren der Genitalien Ihre Hände,
Lippen und den warmen
Druck Ihres ganzen Körpers,
um Ihre Partnerin zu erregen.

Sexmassage

Eine der Voraussetzungen einer normalen guten Massage ist, sich darauf verlassen zu können, dass Masseur oder Masseuse nicht sexuell werden (sinnlich ist nicht sexuell). Anders ist es bei einer Massage mit dem Geliebten. Jetzt kann die Sexualmassage eine Kunstform werden, wie in der in diesem Kapitel dargestellten »Drei-Hand-Massage«-Technik. Die Genitalien des Partners zu stimulieren spielt in der Sexmassage eine große Rolle, aber bedenken Sie, dass die Wirkung nur perfekt ist, wenn Sie vorher Ihre Aufmerksamkeit dem ganzen Körper geschenkt haben

Höchste Berührung

Machen Sie aus der Intimmassage den sensationellen Höhepunkt der Ganzkörpermassage. Sie ist eine sehr erregende Form des Vorspiels, und Sie werden auch als Massierender großes Vergnügen daran haben.

Drei-Hand-Massage für ihn

Der amerikanische Massage-Guru Ray Kenneth Stubbs hat die Drei-Hand-Massage entwickelt, die die entspannte Sinnlichkeit der Massage mit einem sanften Geschlechtsverkehr verbindet. Die alten Chinesen glaubten, dass auch auf dem Penis und in der Vagina Meridianpunkte (Energiepunkte) sitzen. Ray nutzte diese Vorstellung, um elektrische Kraftfelder im Körperinneren zu stimulieren. Machen Sie diese Übung im Wechsel mit der nächsten. Die massierte Person sollte nicht versuchen, sich gleichzeitig zu revanchieren, ihre Bemühungen würden sie von dem höchsten Genuss ablenken.

SINNLICHES GLEITEN

*Gleiten Sie mit Ihrem gut geölten
Körper über Po und Schenkel
Ihrer Partnerin, bevor
Sie in sie ein-
dringen.*

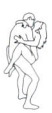

Durchführung der Massage

1 Massieren Sie den Körper Ihrer Partnerin etwa 15 Minuten mit den Händen wie vorher beschrieben, bevor Sie ihre Genitalien berühren. Lassen Sie sich Zeit, erstreben Sie keinen Orgasmus, weder für Ihre Partnerin noch für sich.

2 Für eine Rückenmassage setzen Sie sich nun mit gespreizten Beinen auf die Oberschenkel Ihrer Partnerin. Ölen Sie vorher Ihren eigenen Bauch, die Genitalien und Oberschenkel ein.

3 Während Sie weiter massieren, gleiten Sie mit Ihrem gut geölten Unterkörper über Schenkel und Pobacken Ihrer Partnerin vor und zurück, sodass Ihre Genitalien in Kontakt mit ihrer Haut sind.

4 Während Sie fortfahren, gleitet Ihr Penis zwischen ihre leicht geöffneten Schenkel und berührt ihre Vagina. Dringen Sie ganz langsam ein, während Sie gleichzeitig weitermassieren, sodass sich alle Bewegungen vermischen.

Drei-Hand-Massage für sie

Die Drei-Hand-Massage funktioniert genauso gut, wenn die Frau sie ausführt. Das Fantastische an dieser Technik ist, dass sie dem Massierenden genauso viel Vergnügen bereitet wie dem Massierten.

Wie sie ihm Vergnügen bereitet

I Setzen Sie sich rittlings auf Ihren Partner. Massieren Sie zunächst seinen Oberkörper, dann beugen Sie sich zurück und massieren seine Oberschenkel, so weit Sie können. Nach etwa 15 Minuten lehnen Sie sich über ihn und gleiten herausfordernd mit Ihren Brüsten über seine Brust, aufwärts und abwärts und hin und her. Je mehr Öl Sie benutzen, desto überwältigender ist die Brust-zu-Brust-Massage.

VOLLENDETER GENUSS
Bei dieser Massage verschaffen Sie Ihrem Partner eine ganze Palette fantastischer Gefühle.

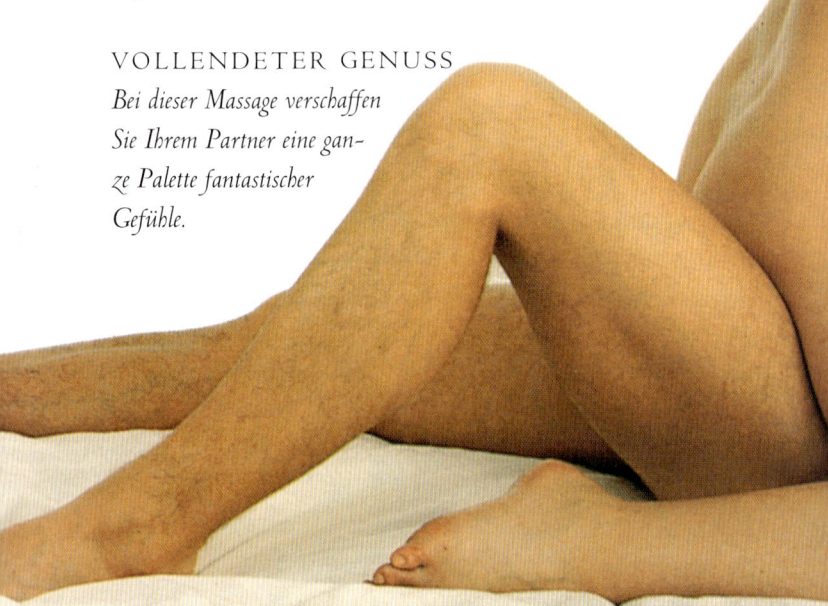

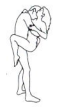

2 Gleiten Sie mit Ihrem Becken langsam und sanft über seinen Penis. Küssen und liebkosen Sie Ihren Partner dabei. Wenn sein Penis größer wird, kommen Sie in eine Position, bei der Ihre Vagina über seinen Penis rutscht und Sie Genitalkontakt haben, ohne dass er eindringt. Reiben Sie nun sanft seinen Penis, während Sie die Massage mit den Händen fließend und sinnlich fortführen. Das Geheimnis dieser speziellen Massage ist, alles extrem zu verlangsamen.

Bewegen Sie Ihre Hände langsam und herausfordernd über seinen Körper

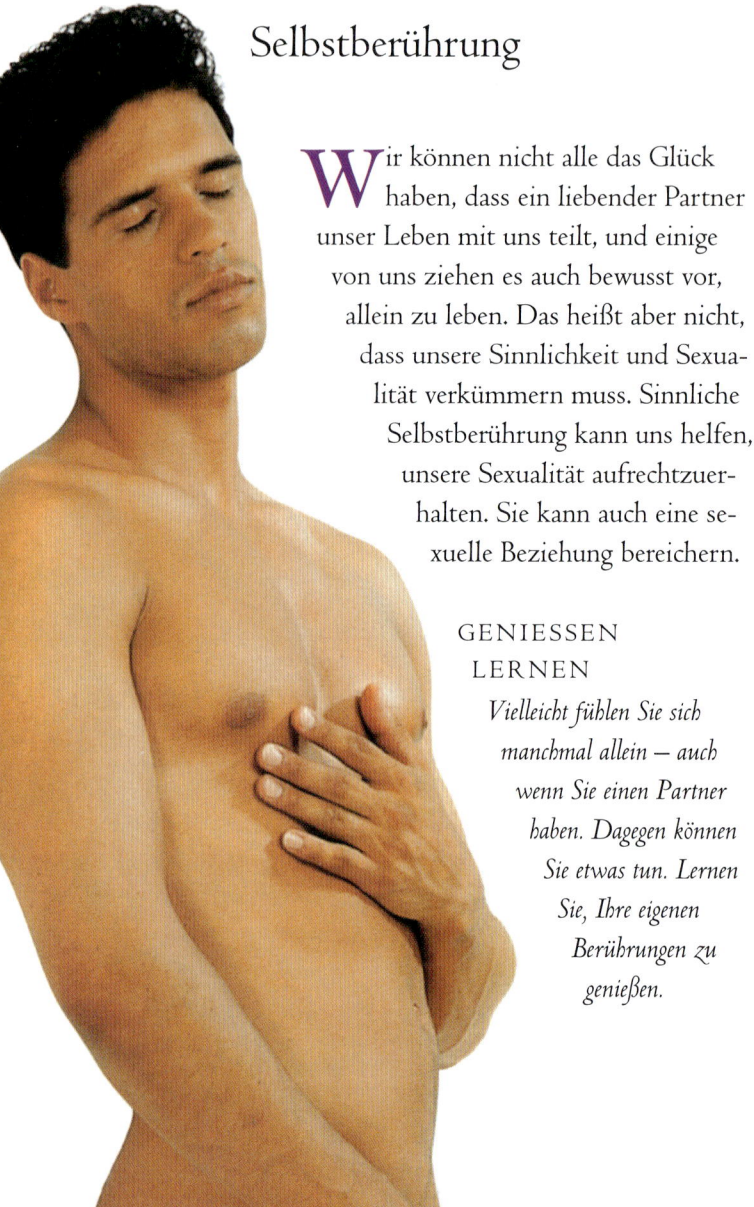

Selbstberührung

Wir können nicht alle das Glück
haben, dass ein liebender Partner
unser Leben mit uns teilt, und einige
von uns ziehen es auch bewusst vor,
allein zu leben. Das heißt aber nicht,
dass unsere Sinnlichkeit und Sexualität verkümmern muss. Sinnliche
Selbstberührung kann uns helfen,
unsere Sexualität aufrechtzuer-
halten. Sie kann auch eine sexuelle Beziehung bereichern.

GENIESSEN
LERNEN

*Vielleicht fühlen Sie sich
manchmal allein — auch
wenn Sie einen Partner
haben. Dagegen können
Sie etwas tun. Lernen
Sie, Ihre eigenen
Berührungen zu
genießen.*

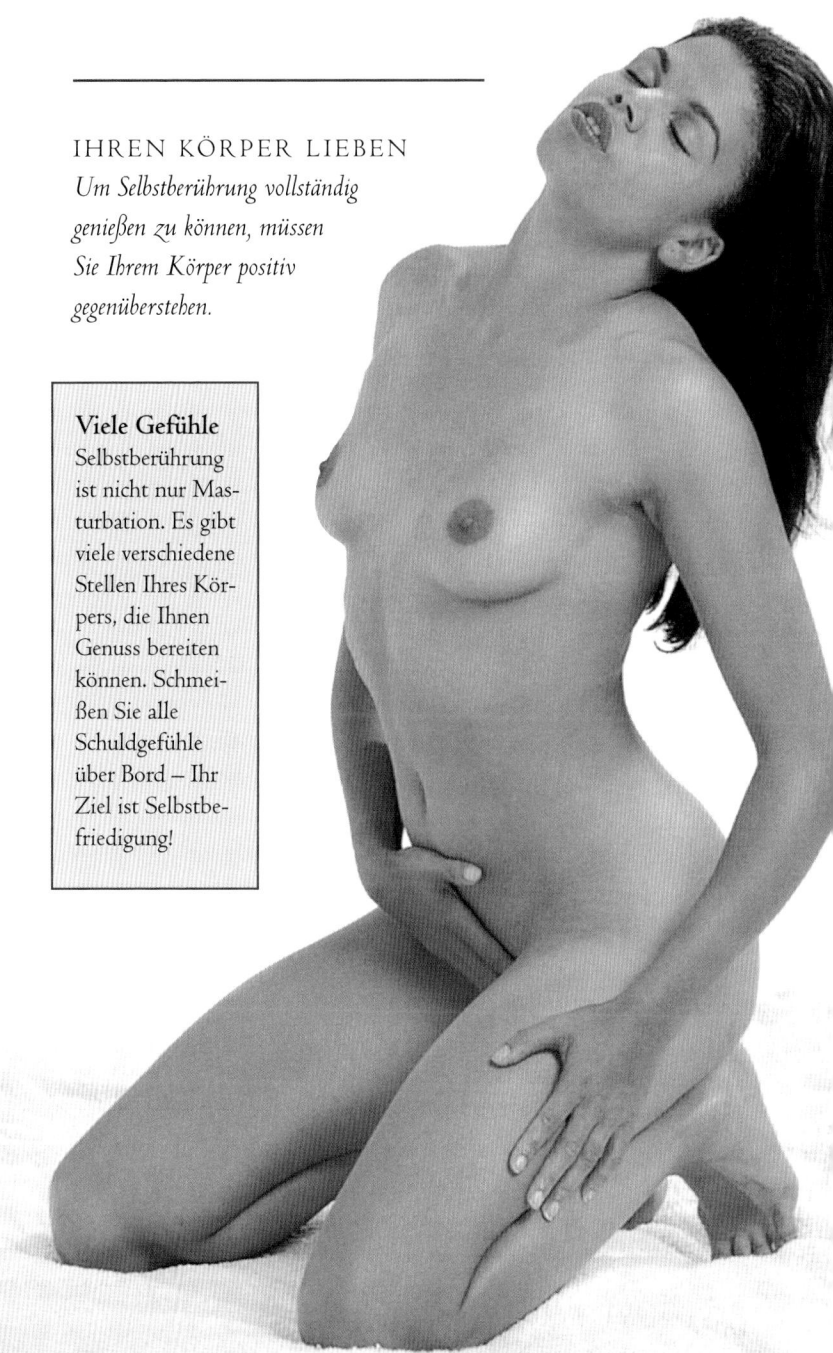

IHREN KÖRPER LIEBEN

*Um Selbstberührung vollständig
genießen zu können, müssen
Sie Ihrem Körper positiv
gegenüberstehen.*

Viele Gefühle

Selbstberührung
ist nicht nur Mas-
turbation. Es gibt
viele verschiedene
Stellen Ihres Kör-
pers, die Ihnen
Genuss bereiten
können. Schmei-
ßen Sie alle
Schuldgefühle
über Bord — Ihr
Ziel ist Selbstbe-
friedigung!

Selbstberührung für Frauen

Diese erotische Selbstberührungsübung ist eine besonders genussreiche Art, Ihren eigenen Körper zu entdecken und zu verwöhnen. Indem Sie sich selbst intime und intensive Gefühle bereiten, entdecken Sie Ihre Vorlieben und Abneigungen.

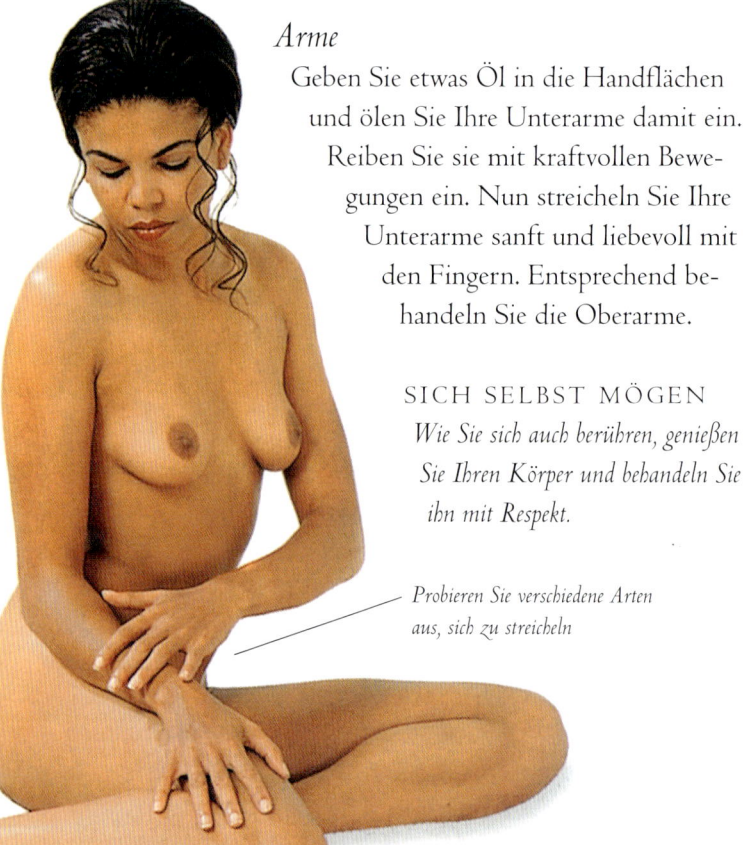

Arme
Geben Sie etwas Öl in die Handflächen und ölen Sie Ihre Unterarme damit ein. Reiben Sie sie mit kraftvollen Bewegungen ein. Nun streicheln Sie Ihre Unterarme sanft und liebevoll mit den Fingern. Entsprechend behandeln Sie die Oberarme.

SICH SELBST MÖGEN
Wie Sie sich auch berühren, genießen Sie Ihren Körper und behandeln Sie ihn mit Respekt.

Probieren Sie verschiedene Arten aus, sich zu streicheln

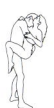

Brüste

Streicheln, drücken und liebkosen Sie Ihre Brüste mit gut geölten Händen, kreisen Sie auf Spitzen und Vorderseiten, aber auch auf den Unterseiten und Seiten. Kneten und drücken Sie sie sanft, erst eine nach der anderen, dann beide zusammen. Achten Sie dabei darauf, was Sie am meisten mögen.

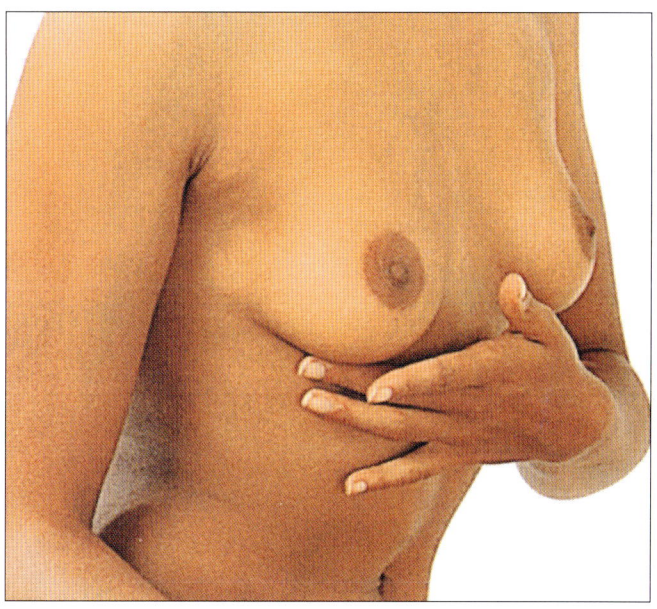

LIEBKOSEN IHRER BRÜSTE

Experimentieren Sie mit verschiedenen Berührungen und genießen Sie fantastische Gefühle.

Unterhalb der Taille

Beschränken Sie sich nicht auf Ihre Brüste. Experimentieren Sie mit anderen Körperstellen. Vor allem unterhalb der Taille können Sie wunderbare Gefühle hervorrufen.

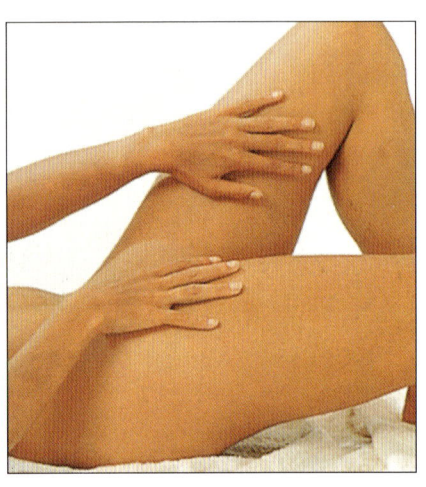 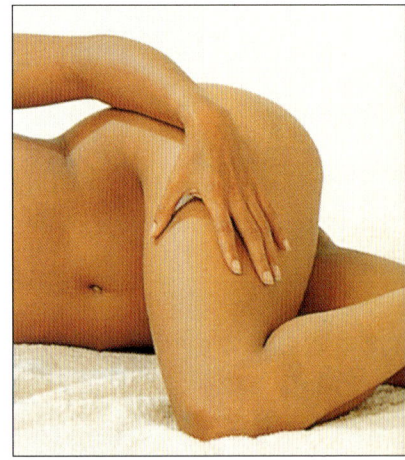

OBERSCHENKEL INNEN

Nachdem Sie Ihren Po massiert haben, rollen Sie sich auf den Rücken und streicheln Sie die Innenseite Ihrer Oberschenkel, ohne Ihre Genitalien zu berühren. Variieren Sie Druck und Tempo.

OBERSCHENKEL AUSSEN

Rollen Sie sich auf die Seite und lagern Sie sich bequem. Massieren Sie die Außenseite des Oberschenkels vom Po zum Knie. Wechseln Sie dann die Seite.

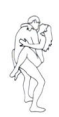

Po

Legen Sie sich auf den Bauch oder die Seite und streicheln Sie Ihren Po mit Fingerspitzen und Handflächen in großen, kreisförmigen Bewegungen.

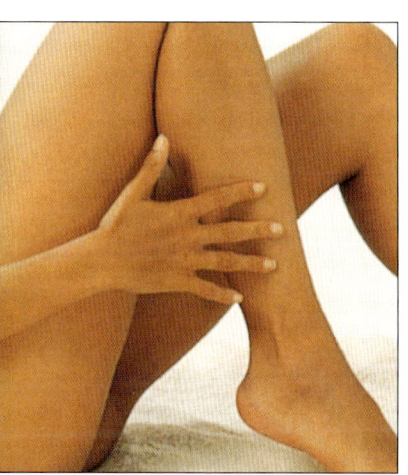

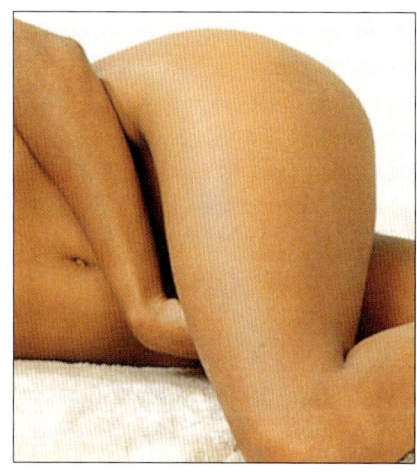

WADEN

Legen Sie sich auf den Rücken und streichen Sie mit den Händen vom Fußgelenk zum Knie über Rückseite und Seite Ihrer Waden. Drücken Sie sie sanft zwischen Finger und Daumen.

GENITALIEN

Schließlich schließen Sie die Augen und liebkosen Ihre Genitalien. Erforschen Sie langsam mit den Fingern erst Schamlippen und Vagina, bevor Sie Ihre Klitoris stimulieren.

Selbstberührung für Männer

Sorgen Sie dafür, dass Sie mindestens eine Stunde nicht gestört werden. Nehmen Sie zunächst ein Bad oder eine Dusche; ein Bad ist noch entspannender. Stellen Sie das Telefon ab, verschließen Sie die Tür und legen Sie sich in ein warmes Zimmer.

Hände und Arme

Reiben Sie etwas angewärmtes Öl in Ihre Handflächen. Massieren Sie nun die Handrücken, dann die Arme mit kräftigen Bewegungen. Umfassen Sie den Arm am Handgelenk und schieben Sie Ihre Hand hoch bis zum Ellbogen. Nach diesen festen Streichungen berühren Sie sich sanft und zärtlich.

ENTSPANNTER GENUSS

Je besser Sie sich entspannen können, desto mehr können Sie sich auf Ihre Gefühle konzentrieren und sie genießen.

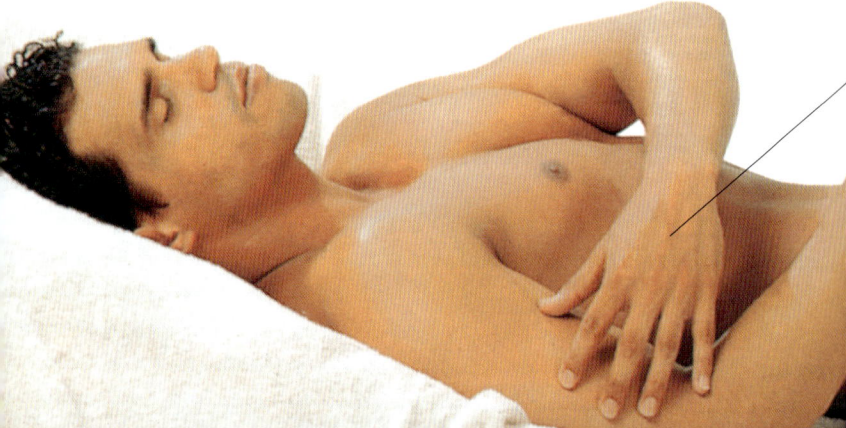

Brust und Brustwarzen

Tragen Sie das Massageöl in kleinen Kreisen mit beiden Händen auf die Brust auf, lassen Sie die Brustwarzen jedoch zunächst aus. Tragen Sie dann etwas Öl auf jede Brustwarze auf und streicheln und drücken Sie sie, während Sie Ihren Gefühlen dabei nachspüren. Die Brustwarzen sind sehr sensibel, vielleicht finden Sie die Berührung sogar äußerst erotisch.

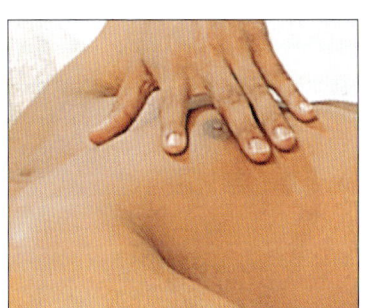

SANFT UND FEST
Verändern Sie den Druck Ihrer Berührungen und seien Sie bei den Brustwarzen besonders sensibel.

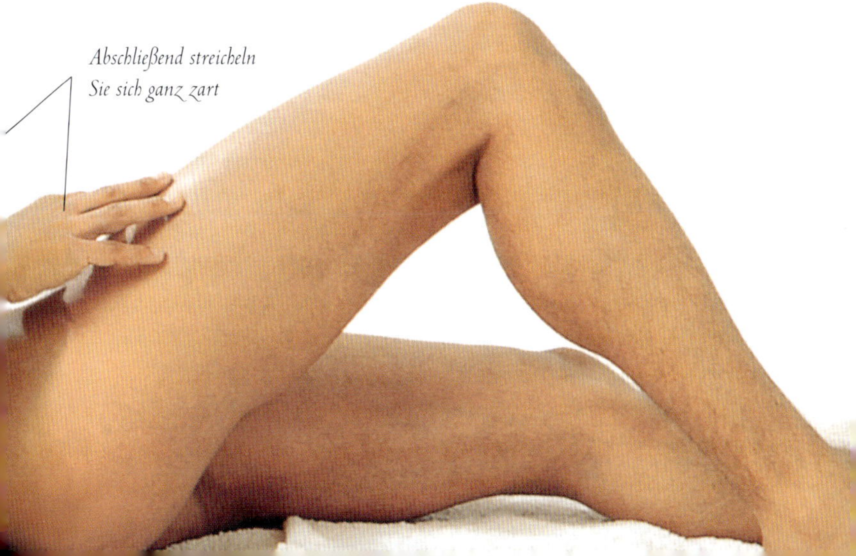

Abschließend streicheln Sie sich ganz zart

Unterhalb der Taille

Intime Selbstberührung wirkt an allen Körperteilen, nicht nur am Oberkörper. Unterhalb der Taille gibt es Zonen, die Ihnen wunderbare Gefühle bescheren können, wenn Sie sie berühren.

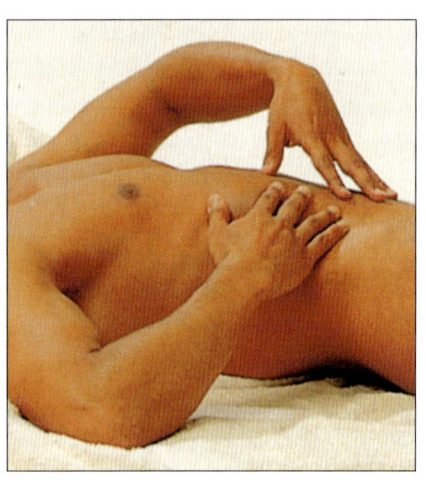 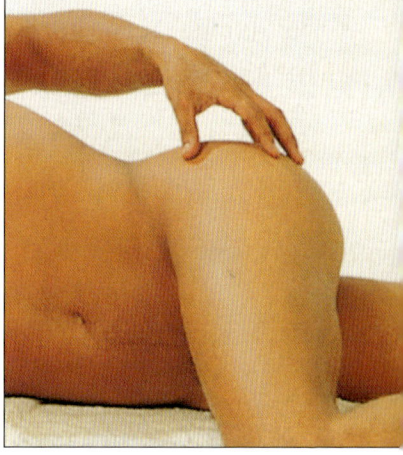

DER BAUCH
Ölen Sie Ihre Hände ein und bewegen Sie sie in kleinen Kreisen von der Taille zu den Lenden und zurück. Wechseln Sie festere und leichtere Bewegungen ab.

DIE OBERSCHENKEL
Streichen Sie wiederholt fest von den Knien über Ihre Oberschenkel zu den Genitalien hoch. Lassen Sie sich nicht in Versuchung führen, in diesem Stadium die Genitalien zu berühren.

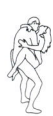

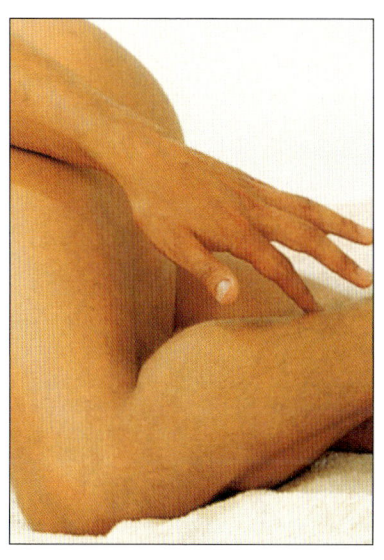

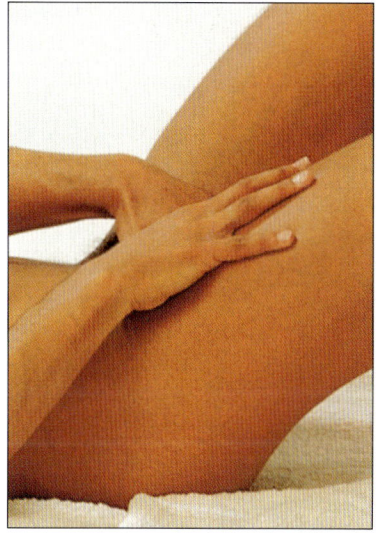

UNTERSCHENKEL

Streicheln Sie abwechselnd jeden Unterschenkel mehrmals vom Fußgelenk zum Knie und zurück. Vorsicht bei der empfindlichen Kniekehle. Vielleicht sind Ihre Fußgelenke ja besonders erotisch?

PENIS

Schließen Sie die Augen und streicheln Sie sanft Ihren Penis, aber nicht, als würden Sie masturbieren. Lassen Sie sich Zeit, erforschen Sie genau, was Ihre Hand fühlt.

113

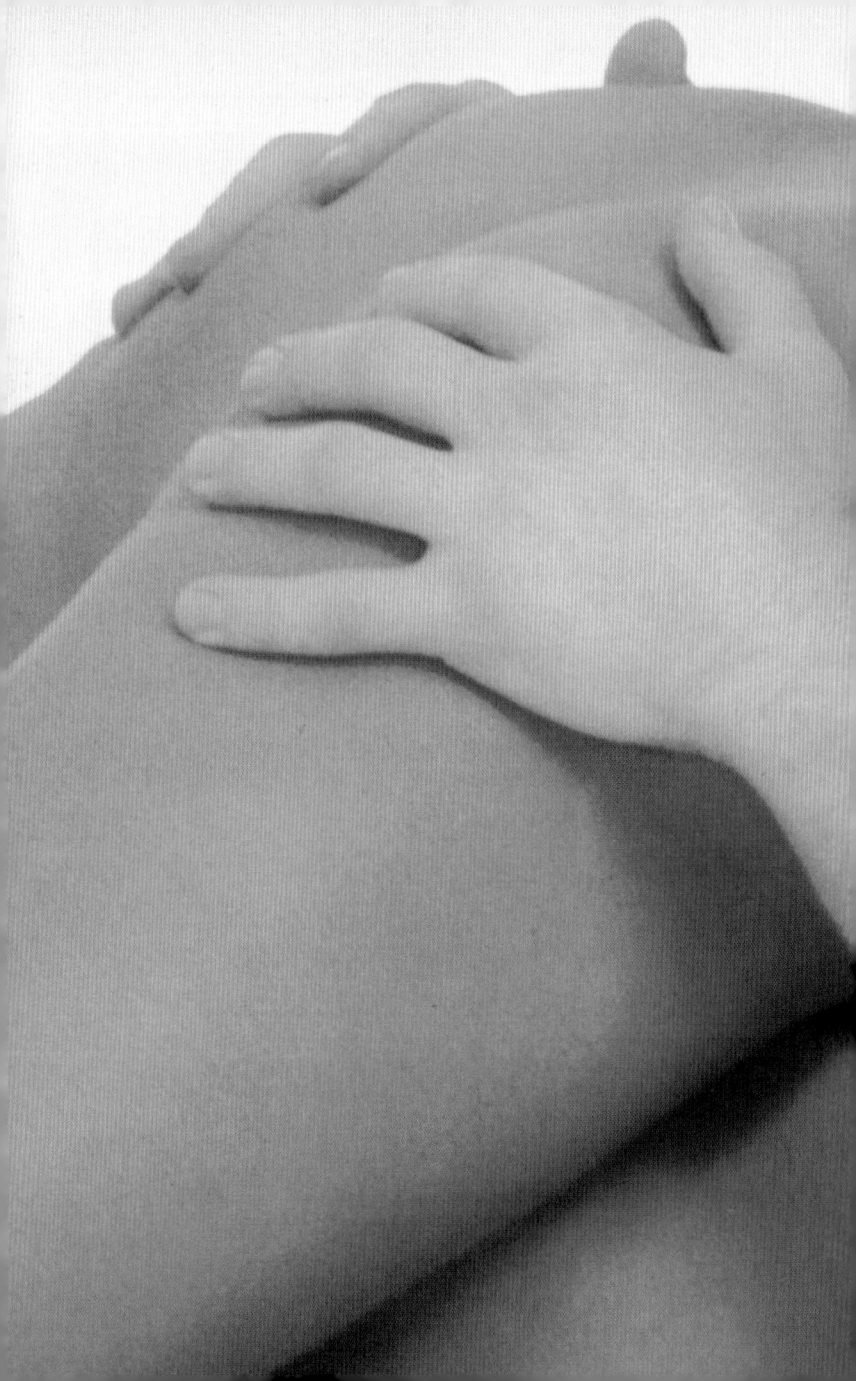

Den Genuss verlängern

Nehmen Sie sich Zeit für die Liebe, lernen Sie, das Erlebnis auszudehnen und vollendet zu genießen. Die taoistischen Meister des alten China glaubten, dass unser Körper aus einer reichen, unerschöpflichen Energiequelle gespeist wird, die ihren höchsten Ausdruck im verlängerten Liebesakt findet, der zu sexueller Befriedigung und vollständiger Erfüllung führt.

Ekstatische Vereinigung

Um sexuelle Ekstase zu erreichen, müssen Sie mit Ihrem Partner ganz eins sein. Nehmen Sie sich Zeit, um sich gegenseitig zu erforschen; erfreuen Sie sich Ihrer Nacktheit; küssen, berühren und liebkosen Sie den ganzen Körper Ihres Geliebten; spüren Sie die Energie, die Ihre Körper ausstrahlen. Diese machtvolle Einheit vor dem eigentlichen Geschlechtsverkehr führt zu äußerster Intimität und größtem Genuss.

Sich auf die Liebe vorbereiten
Man kann sich auf verschiedene Art auf die Freuden der Liebe vorbereiten und sie verlängern. Dieses Kapitel handelt von den einfachen Vergnügungen des Küssens und des Liebesvorspiels. Es verrät Ihnen uralte östliche Geheimnisse, durch die Sie und Ihr Geliebter den sexuellen Genuss intensivieren können.

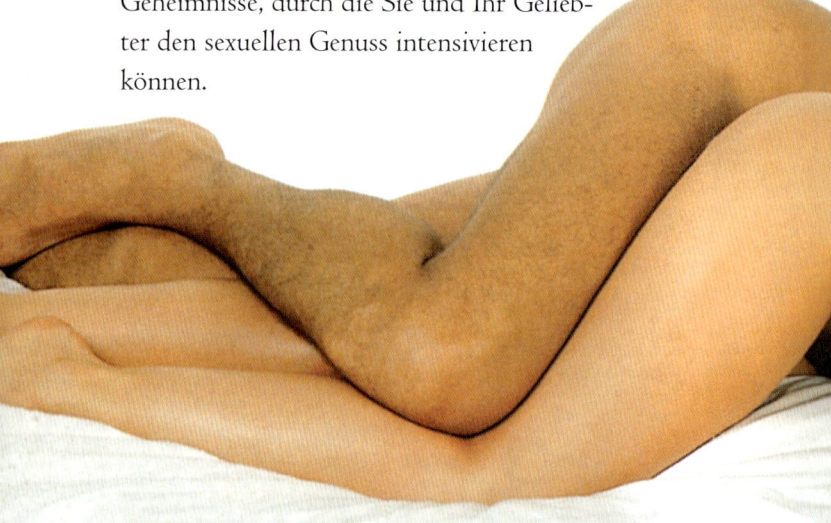

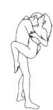

Einstimmung auf den Partner

Mit dieser chinesischen Visualisierungstechnik können
Liebende ihre sexuelle Energie vereinen.

1 Stellen Sie sich den nackten Körper Ihres Partners vor
und wie aus jeder Pore winzige Flammen züngeln. Ein
Feuerschein umgibt die Haut und wird langsam transpa-
rent.

2 Legen Sie die Hand auf seine Haut. Ihre Hände sau-
gen die winzigen, unsichtbaren Flammen auf. Diese
flackern Ihre Arme hinauf und bald brennt Ihr ganzer
Körper, ohne dass man es sehen kann, genau wie der Ihres
Partners.

EINS WERDEN

*Wenn Sie sich langsam aufeinander einstimmen, werden Sie ein ganz
besonderes Liebeserlebnis genießen.*

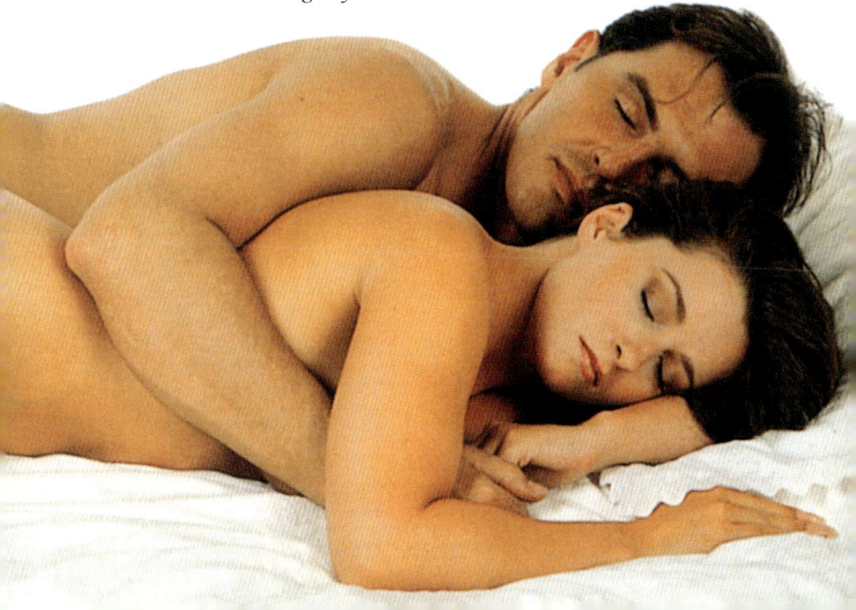

Küssen

K üsse können sehr Verschiedenes sein – Begrüßung, Ausdruck der Zuneigung oder wesentlicher Teil des Vorspiels und des Liebesakts. Da Lippen und Zunge zu den empfindlichsten Körperstellen gehören, können sowohl zärtliche wie auch leidenschaftliche Küsse so erotisch wie Sex selbst sein. Unterschätzen Sie nicht die Wichtigkeit des Küssens beim Liebesspiel.

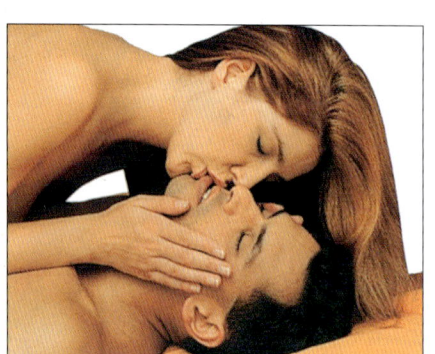

INTIMITÄT
Küssen auf dem Höhepunkt des Liebesspiels ist so intim und erregend wie jede andere sexuelle Berührung.

VERTRAUEN DURCH KÜSSE
Küssen steigert Ihre eigenen Gefühle und stärkt Vertrauen und Erregung beim Partner.

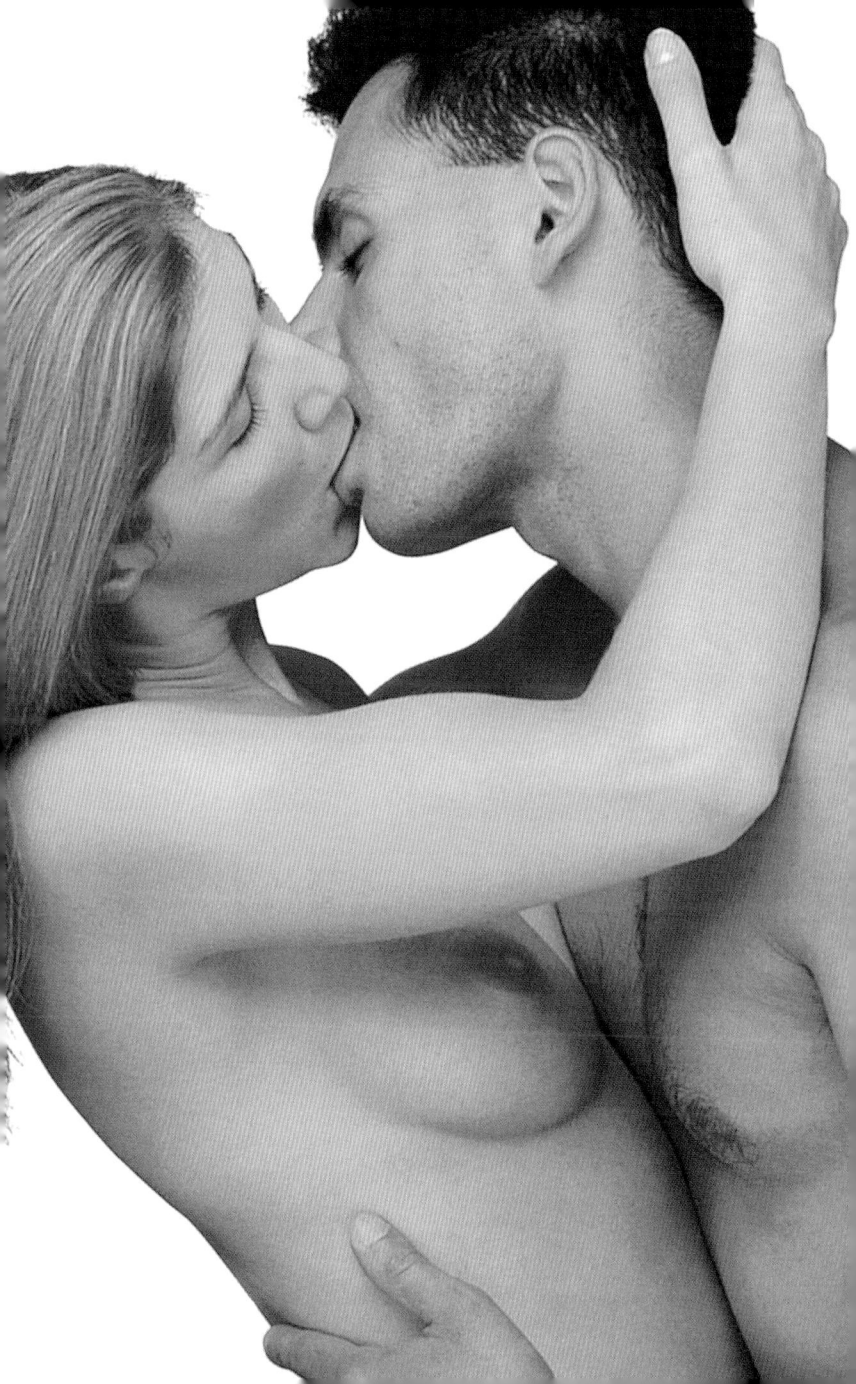

Sinnliches Vorspiel

Für ein erfülltes Liebesleben ist es wichtig, mit dem Geschlechtsverkehr nicht hastig zu beginnen, sondern das sexuelle Begehren nach und nach zu steigern. Verführerische Berührungen und sanfte Küsse und Liebkosungen lassen die Erregung wachsen.

Erforschen Sie jede Körperstelle Ihres Partners mit Händen, Lippen und Zunge und schwelgen Sie in seinen erogensten Zonen.

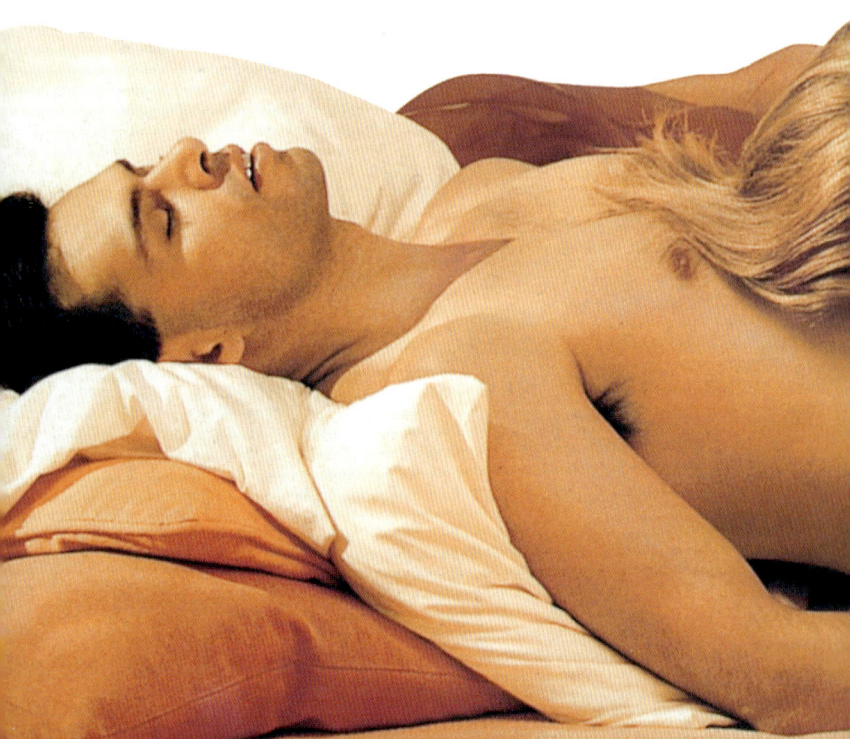

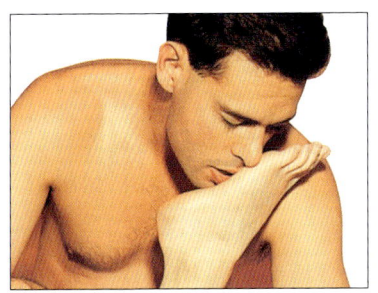

ZEIT FÜR SIE
Erregen Sie Ihre Partnerin, indem Sie ihren Körper über und über mit Küssen und Liebkosungen bedecken; finden Sie ihre Vorlieben heraus.

SANFTE VERFÜHRUNG
Wenn Sie zu den Bereichen um die Genitalien gelangen, wird das Begehren Ihres Partners schnell angefacht.

Bedecken Sie seinen Körper von oben bis unten mit Küssen und Liebkosungen

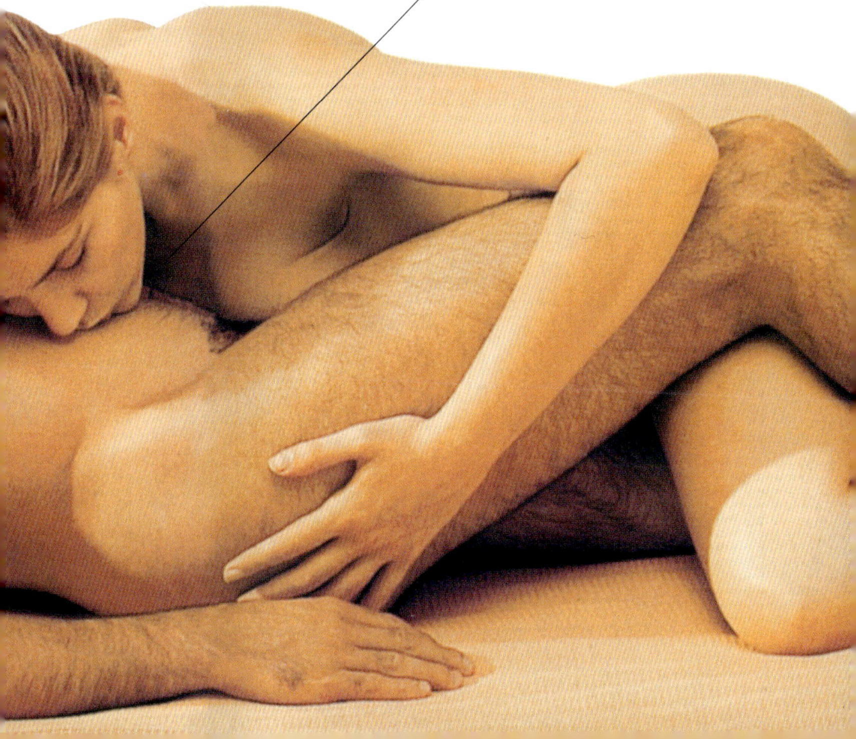

Die Neunersequenz

Fußreflexologen glauben, dass bei der Fußmassage Nervenenden in den Füßen und mit ihnen zusammenhängende Organe stimuliert werden. Ähnliche Nervenenden – oder Reflexzonen – befinden sich in Penis und Vagina. Sie sollen durch die »Neunersequenz« *(Seite 125)* – eine taoistische Übung – gleichmäßig massiert werden, was wiederum dem Rest des Körpers gut tun soll.

Besonders die »sieben Drüsen« werden angeregt: Zirbeldrüse, Hirnanhangdrüse, Schilddrüse, Thymusdrüse, Bauchspeicheldrüse, Nebennieren und Geschlechtsdrüsen (Prostata und Hoden beim Mann und Eierstöcke bei der Frau).

Innere Massage

Die Falten des Scheidenkanals und die ungleichmäßige Form des Penis erschweren die gleichmäßige

Drücken Sie nur leicht, damit er nicht vor Vollendung der Neunersequenz ejakuliert

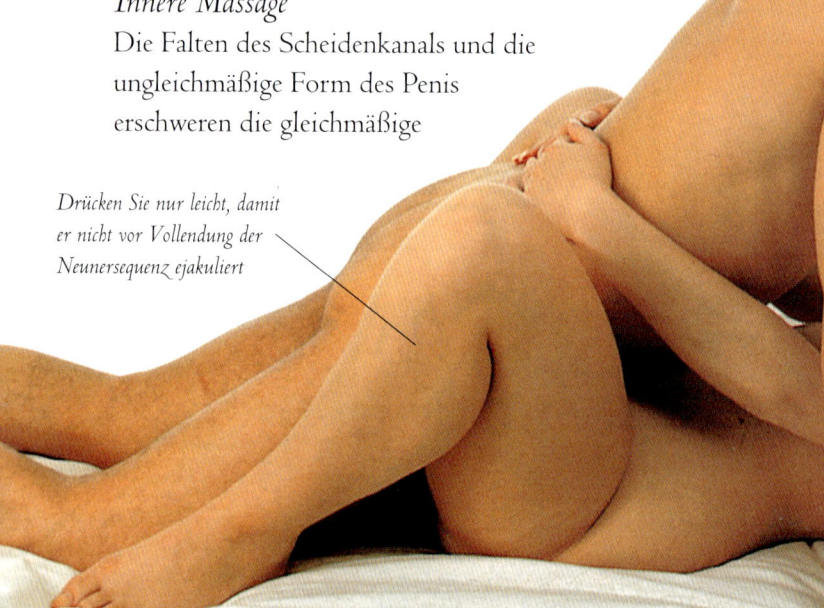

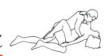

Massage von Penis und Vagina beim Geschlechtsverkehr.
Mit der Neunersequenz – eine Sequenz besteht aus
90 Stößen – können Sie diese erreichen.
Ernsthaft Übende sollten mehr als eine Sequenz anstreben,
obwohl ein Beherrschen der Technik, ohne zu ejakulieren,
einige Übung erfordert.

»Injakulation«
Die taoistische Technik der »Injakulation« mit Hilfe des Jen-Mo-
Punktes *(Seite 137)* kann zusammen mit der Neunersequenz angewandt werden, sowohl wegen
ihrer wohltuenden Wirkung für die
Gesundheit des Mannes als auch zur
Verlängerung des Geschlechtsverkehrs.

*Wenn Sie sich auf
die Arme stützen,
können Sie Ihre Stöße
besser kontrollieren*

INNERE MASSAGE
*Manche glauben, dass die Neunersequenz durch
die innere Massage Vagina und Penis Energie
spendet.*

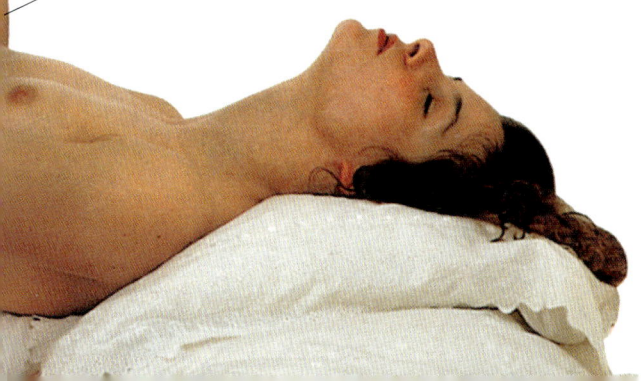

Ausführung der Neunersequenz

Seien Sie sich bewusst, dass dies nicht Geschlechtsverkehr nur um des Vergnügens willen ist. Zwar mag die Übung Sie erregen, aber die Hauptsache dabei ist, dass Sie eine vorbeugende Gesundheitsmaßnahme durchführen, indem Sie den »sieben Drüsen« Energie zuführen.

Für ein ausgedehntes Liebesspiel ist es wichtig, sich behaglich zu fühlen. Wählen Sie also einen bequemen Ort, wo Sie nicht gestört werden, stellen Sie das Telefon ab und legen Sie alles, was Sie brauchen, in Reichweite.

DENKEN SIE AN IHR ZIEL
Genießen Sie die Neuner-sequenz, aber denken Sie daran, dass sie hauptsächlich Ihrer Gesund-heit dienen soll.

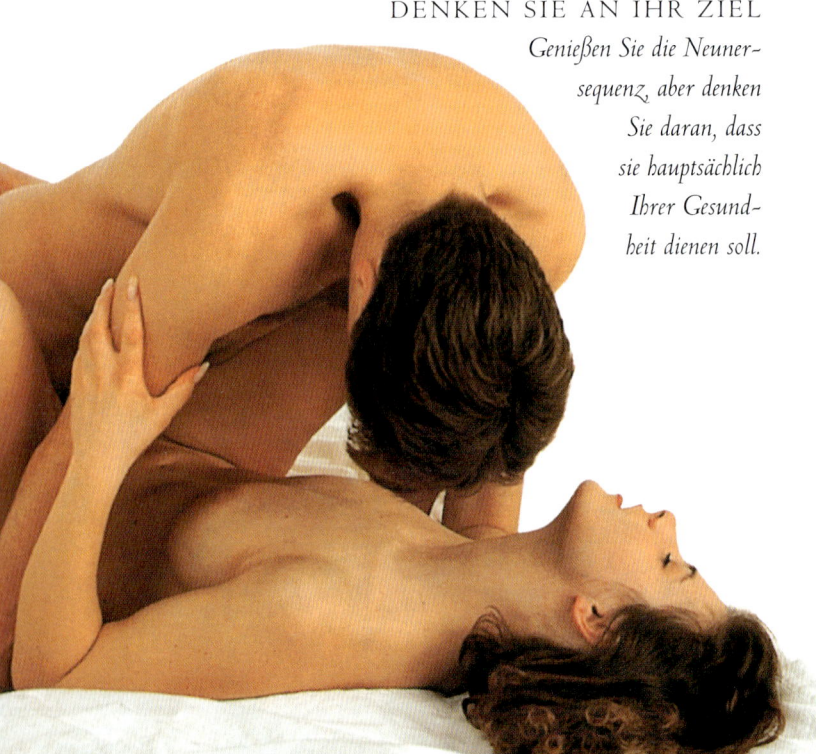

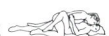

Die Neunersequenz

Die Haupttätigkeit bei dieser Übung ist das kontrollierte Stoßen des Mannes, daher ist die Missionarsstellung am geeignetsten. Folgende 90 tiefe und flache Stöße müssen nacheinander ausgeführt werden:

1 Nur die Eichel in die Vagina stoßen und zurückziehen. Diesen flachen Stoß neunmal ausführen, dann einmal mit dem ganzen Penis stoßen.

2 Acht flache Stöße (nur mit der Eichel) und zwei tiefe Stöße (mit dem ganzen Penis).

3 Sieben flache und drei tiefe Stöße.

4 Sechs flache und vier tiefe Stöße.

5 Fünf flache und fünf tiefe Stöße.

6 Vier flache und sechs tiefe Stöße.

7 Drei flache und sieben tiefe Stöße.

8 Zwei flache und acht tiefe Stöße.

9 Zum Schluss einen flachen und neun tiefe Stöße ausführen.

Und noch ein Rat: Sollten Sie weitere Sequenzen ausführen wollen, fragen Sie erst Ihre Partnerin, ob sie das ebenfalls möchte. Zwar ist das Stoßen um des Stoßens willen sehr wichtig, aber man kann auch zu viel des Guten tun.

Hirschübung für sie

Frühen chinesischen Philosophen fiel auf, dass der für seine Fortpflanzungskraft bekannte Hirsch beim Schwanzwedeln seinen After trainierte. Sie entwickelten daraufhin Techniken, um die sexuelle Potenz bei Mann und Frau zu steigern und nannten sie Hirschübung. Frauen trainieren mit dieser Technik auch ihre Beckenbodenmuskeln.

Vorbereitung

Für die Hirschübung setzen Sie sich so bequem wie möglich mit gekreuzten Beinen auf ein Bett. Achten Sie darauf, dass Ihre Hände warm sind.

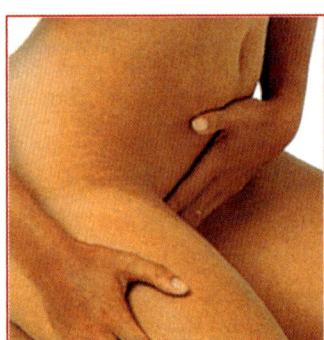

Selbstberührung
Selbstberührung sollten Sie immer völlig ohne Schuldgefühl genießen. Wenn Sie sie vertrauensvoll und völlig entspannt ausführen, kann sie ihnen genauso großes Vergnügen bereiten wie der Sex zu zweit.

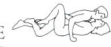

Brustmassage

Beginnen Sie mit einer langsamen, sinnlichen Brustmassage. Um-fahren Sie Ihre Brüs-te mit kreisenden Bewegungen, auf der rechten Seite im Uhr-zeigersinn, links entgegen-gesetzt. Massieren Sie so Ihre Brüste mindestens 36-mal, höchstens 360-mal, morgens und abends.

KONZENTRATION AUF DAS GEFÜHL

Während Sie Ihre Brüste streicheln und massieren, konzentrieren Sie sich darauf, wie sich Form und Beschaffenheit anfühlen.

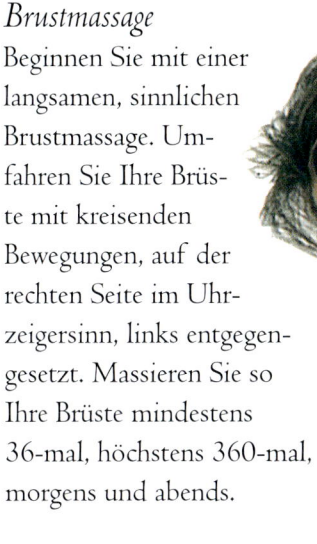

Umkreisen Sie mit den Fingern Ihre Brüste

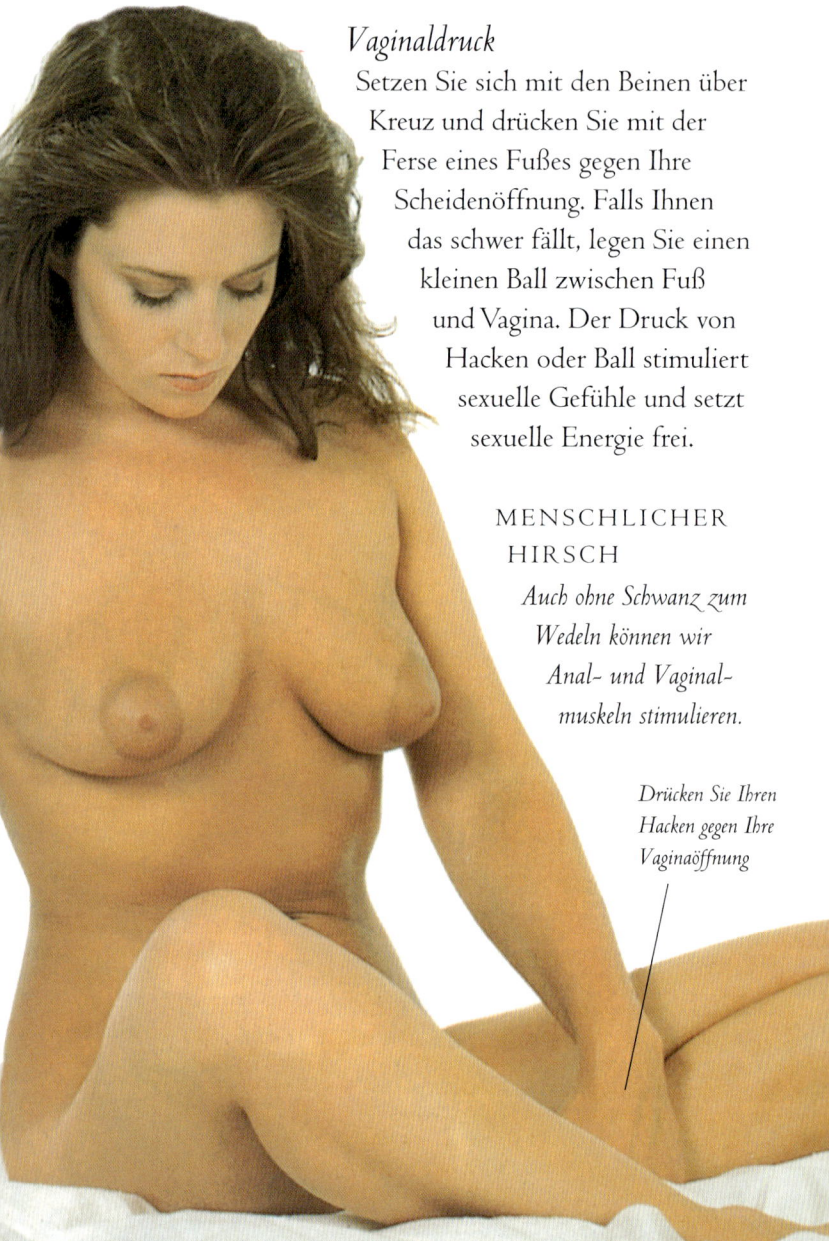

Vaginaldruck

Setzen Sie sich mit den Beinen über Kreuz und drücken Sie mit der Ferse eines Fußes gegen Ihre Scheidenöffnung. Falls Ihnen das schwer fällt, legen Sie einen kleinen Ball zwischen Fuß und Vagina. Der Druck von Hacken oder Ball stimuliert sexuelle Gefühle und setzt sexuelle Energie frei.

MENSCHLICHER HIRSCH

Auch ohne Schwanz zum Wedeln können wir Anal- und Vaginal- muskeln stimulieren.

Drücken Sie Ihren Hacken gegen Ihre Vaginaöffnung

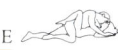

Energie schöpfen

Massieren Sie jede Brust abwechselnd mit einer Hand, die andere drückt gegen die Vagina. Spannen Sie die Muskeln von Scheide und After an, als wollten Sie Ihren Urin zurückhalten, dann versuchen Sie, den After noch stärker zusammenzuziehen. Halten Sie die Spannung, entspannen Sie sich. 20-mal wiederholen. Zum Überprüfen der Kontraktion können Sie einen Finger in die Scheide einführen.

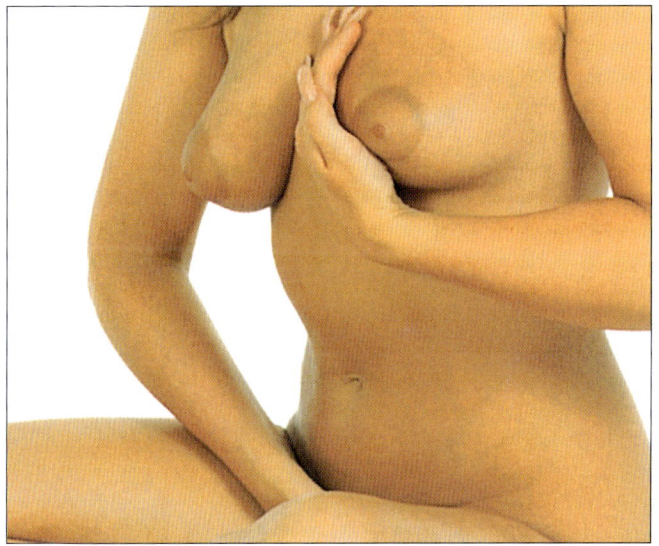

GANZ GENIESSEN

Während der Vaginal- und Analkontraktion sollten Sie ein angenehmes Gefühl verspüren, das vom After über die Wirbelsäule geradewegs zu Ihren Ohren aufsteigt.

Hirschübung für ihn

Die Hirschübung wirkt bei Männern und Frauen gleichermaßen, und – zumindest glauben das die Taoisten – sie steigert beim Mann außerdem die Samenproduktion. Auf jeden Fall ist sie aber sehr beruhigend und entspannend.

Erleichterung der Samenproduktion

Setzen Sie sich mit gekreuzten Beinen, umgreifen Sie mit einer Hand sanft Ihre Hoden und legen Sie die andere flach auf den Bauch knapp unter dem Bauchnabel. Massieren Sie nun mit kreisförmigen Bewegungen erst die linke Seite Ihres Bauchs 81-mal, dann wechseln Sie die Hände und massieren die rechte Bauchseite. Der Druck auf Bauch und Hoden darf nur so stark sein, dass Sie sich behaglich fühlen.

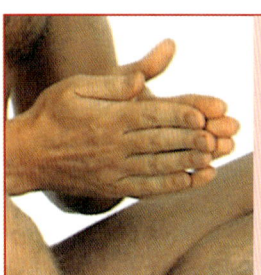

Warme Hände
Achten Sie auf jeden Fall vor Beginn der Übung auf warme Hände. Sie können sie kräftig gegeneinander reiben oder in warmem Wasser waschen.

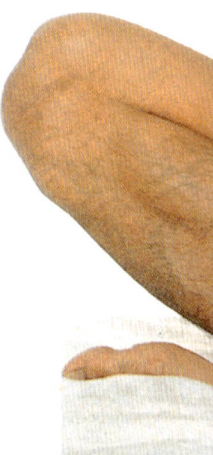

MUSKELSPANNUNG

Bei dieser Übung wirkt die Massage
Ihres Bauches auf die Hoden

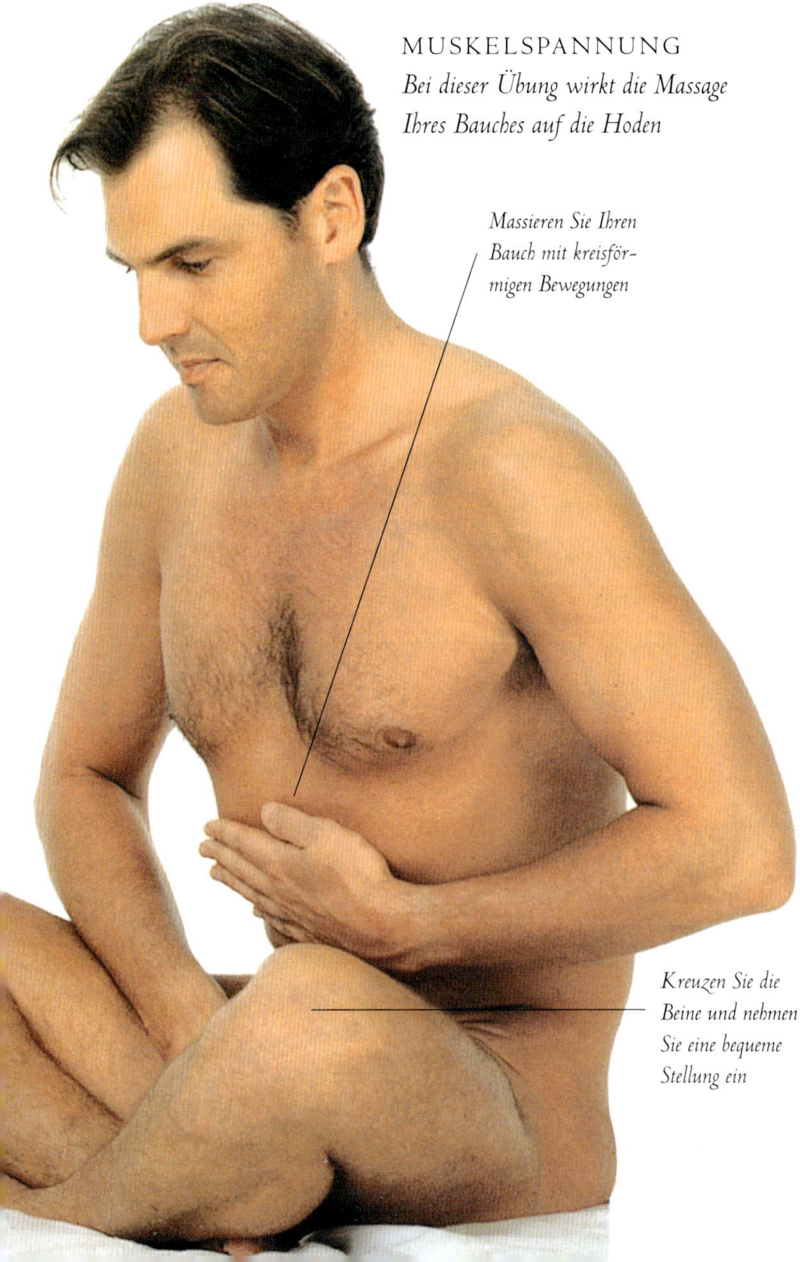

Massieren Sie Ihren
Bauch mit kreisför-
migen Bewegungen

Kreuzen Sie die
Beine und nehmen
Sie eine bequeme
Stellung ein

HALTEN DER SPANNUNG

Ziehen Sie den Analmuskel zusammen; halten Sie die Spannung, so lange Sie können, ohne sich zu verkrampfen.

Sie werden ein prickelndes Gefühl im Arm verspüren

Stützen Sie sich auf die Arme oder legen Sie sich hin

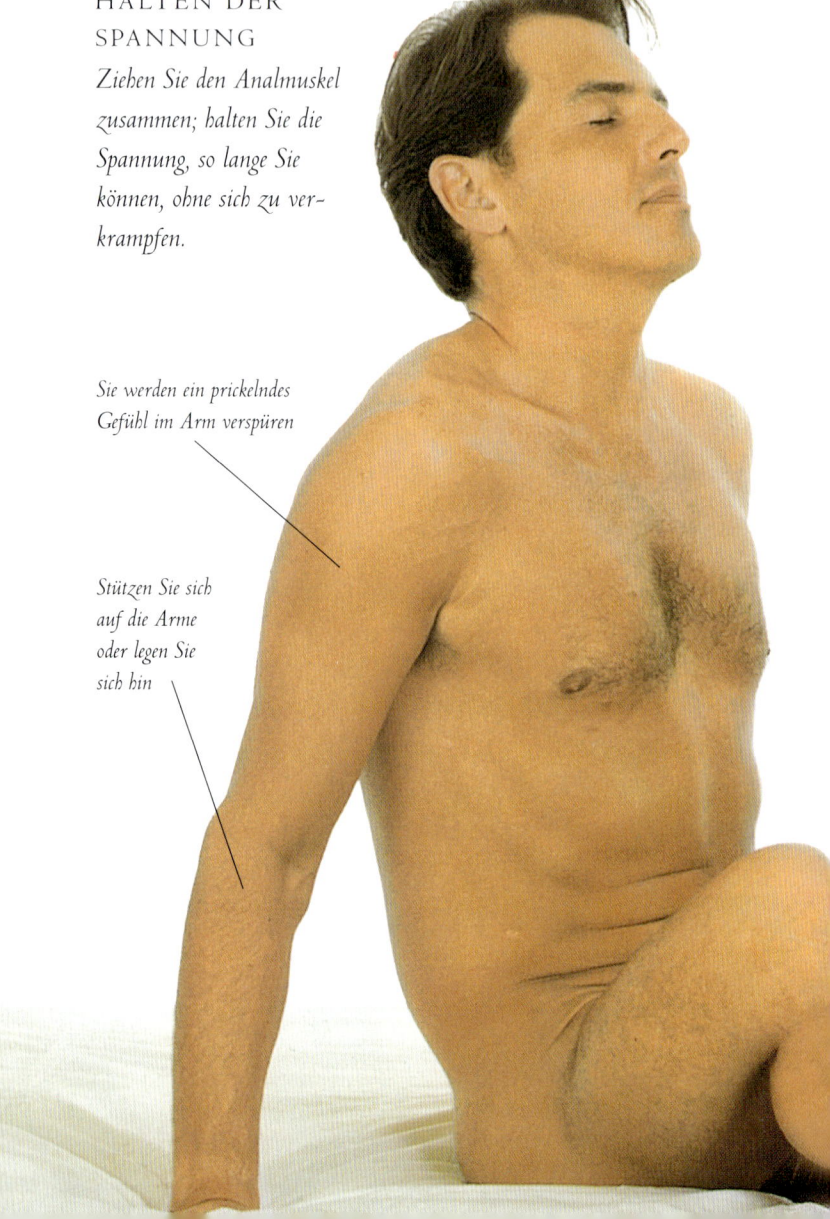

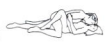

Prostatamassage

Diese einfache und diskrete Technik trainiert den Analmuskel, der seinerseits die Prostata massiert.

Ziehen Sie den Analmuskel zusammen und halten Sie die
Spannung, so lange es Ihnen möglich ist, ohne sich zu verkrampfen. Lassen Sie los und entspannen Sie sich kurz.
Mehrere Male wiederholen. Sie können diese Übung überall machen, sogar bei einem Spaziergang. Taoisten glauben,
dass Analkontraktionen die Prostata stimulieren, was eine
erhöhte Hormonsekretion bewirkt.

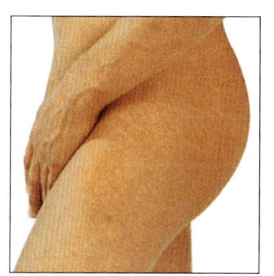

WANN UND WO
*Durch regelmäßige Analkontraktionen
können Sie überall in jeder Stellung etwas für Ihre Prostata tun.*

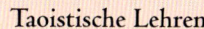

Taoistische Lehren
Die Taoisten interessier-
ten sich wie die tantri-
schen Theoretiker In-
diens für die spirituel-
len und physischen
Aspekte der Sexualität.
Die taoistischen Lehren
umfassen auch ihren
medizinischen Nutzen.

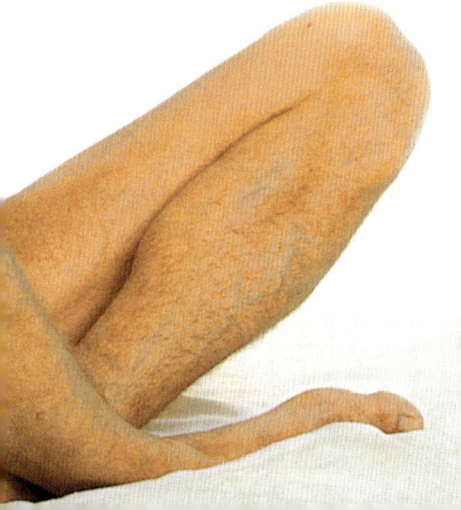

Neun Stufen des Orgasmus

Wir ignoranten Westmenschen verstehen noch immer wenig vom Orgasmus der Frau. Obwohl klinische Beobachtungen zeigen, dass Frauen Orgasmen verschiedener Dauer und Intensität und an verschiedenen Stellen des Körpers haben können, braucht es seine Zeit, bis diese Erkenntnis in ein ganz normales Schlafzimmer vordringt.

Langsames Ansteigen
Taoistische Sexologen beschreiben den Orgasmus der Frau als eine Serie ansteigender Stufen, beendet durch eine abfallende Stufe. Diese Stufen fließen ineinander, überschneiden sich und bauen aufeinander auf.

MACHEN SIE SIE
GLÜCKLICH
Geben Sie ihr den besten Orgasmus.

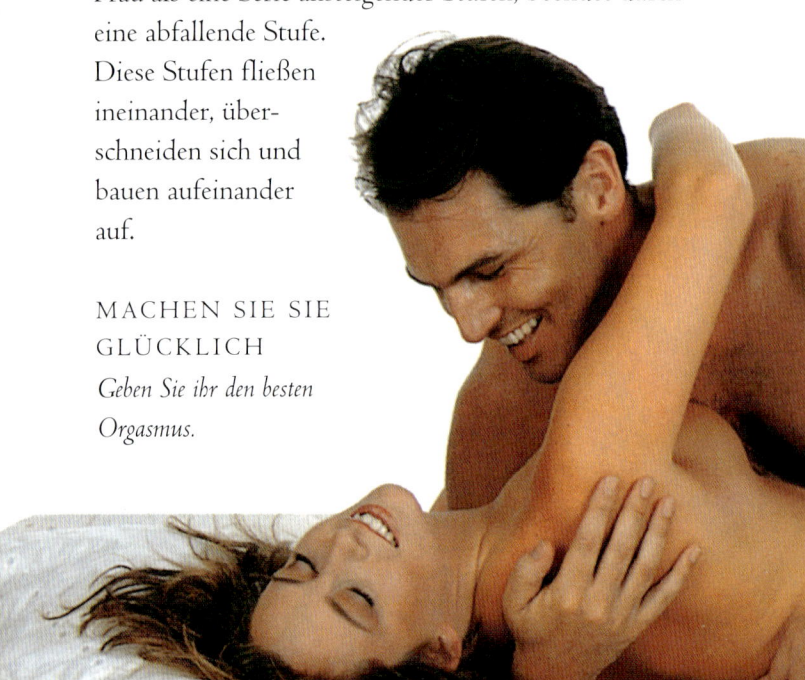

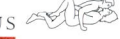

Die neun Stufen

Jede Orgasmusstufe aktiviert bestimmte Körperteile und ruft bei der Frau deutliche Reaktionen hervor.

- *Stufe eins (Lungen):* Die Frau seufzt, atmet tief, in ihrem Mund sammelt sich Speichel.

- *Stufe zwei (Herz):* Sie küsst den Mann und streckt dabei ihre Zunge heraus.

- *Stufe drei (Milz, Bauchspeicheldrüse, Magen):* Ihre Muskeln werden aktiviert, sie umarmt den Mann fest.

- *Stufe vier (Nieren und Blase):* Ihre Scheide pulsiert, Sekrete beginnen zu fließen.

- *Stufe fünf (Knochen):* Ihre Gelenke werden weich, sie beißt ihren Partner.

- *Stufe sechs (Leber und Nerven):* Sie windet sich wie eine Schlange und schlingt Arme und Beine um den Mann.

- *Stufe sieben (Blut):* Ihr Blut »kocht«, sie berührt den Mann überall wie wild.

- *Stufe acht (Muskeln):* Ihre Muskeln entspannen sich völlig. Sie beißt noch fester und greift nach den Brustwarzen des Mannes.

- *Stufe neun (ganzer Körper):* Sie entspannt sich vollkommen in einem »kleinen Tod« und gibt sich dem Mann vollständig hin.

Neue Stufen des Vergnügens

Die meisten westlichen Frauen haben wohl die vier ersten Stufen erlebt, aber um die Höhen der nächsten fünf zu erreichen, muss der Mann fortfahren, seine Partnerin zu stimulieren.

Die Liebe verlängern

Die Taoisten halten einen verlängerten Liebesakt für wünschenswert, weil nur so die sexuellen Batterien wieder aufgeladen werden. Aber manchmal ist die Erregung während dieses wunderbaren Gefühls der gegenseitigen Berührung einfach zu stark. Ohne Rücksicht auf Ihre Wünsche oder Ihre »höheren« Gefühle erreicht ein aufregendes Liebesspiel aus biologischen Gründen sein Ende. Aus diesem Grund haben die Taoisten die Jen-Mo-Übung erfunden; damit kann der Mann seinen Orgasmus hinausschieben, indem der Samen »injakuliert« wird.

VERLÄNGERTER
GENUSS
Die Jen-Mo-Technik macht es möglich, die Höhen des Liebesspiels zu verlängern.

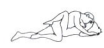

Die Jen-Mo-Punkt-Technik

Bei der Jen-Mo-Punkt-Technik wird kurz vor dem Orgasmus Druck auf einen sensiblen Punkt ausgeübt, der zwischen dem After und dem Hodensack liegt.

Das Drücken des Jen-Mo-Punktes ist leicht. Greifen Sie einfach im richtigen Moment nach hinten und drücken Sie, damit der Samen nicht durch die Harnröhre gelangen kann. Vielleicht probieren Sie es erst einmal für sich allein. Der Druck darf nicht zu leicht, aber auch nicht zu stark sein. Drücken Sie zu dicht am After, bleibt die Wirkung aus. Drücken Sie zu nah am Hodensack, kann der Samen in die Blase geraten anstatt ins Blut, der Urin ist dann beim nächsten Wasserlassen milchig.

Tun Sie sich nicht zu viel Zwang an

Trotz des alten Glaubens, dass mit dem Ausstoßen von Körperflüssigkeit Energie verloren geht, halte ich es für nicht gut, ständig sexuelle Spannung aufzubauen, ohne sie entweichen zu lassen. Meiner Ansicht nach ist sexuelle Spannung wie körperliche Energie, und Energie muss auch wieder abgebaut werden. Also ziehen Sie den eigentlichen Geschlechtsakt nicht allzu sehr in die Länge und erlauben Sie sich, schließlich zum Höhepunkt zu kommen. Gönnen Sie sich den vollständigen Genuss. Nicht zu ejakulieren könnte auch Ihre Partnerin beleidigen, die es als einen Akt der Verweigerung ansehen könnte.

Die Erektion aufrechterhalten

Durch Techniken zum Ejakulationsaufschub wie die Drucktechnik *(rechts)* können Sie Ihre

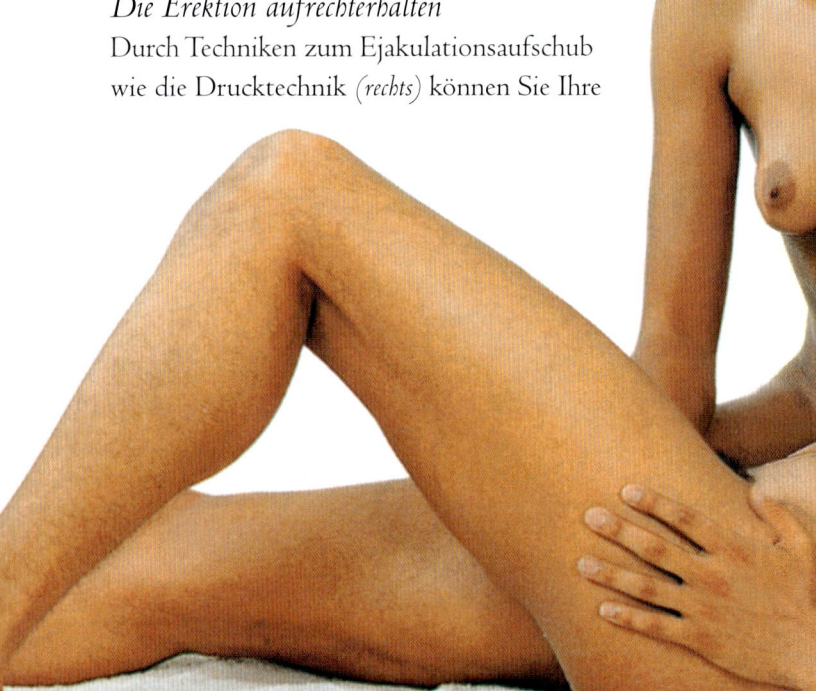

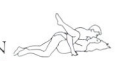

Erektion für kurze Zeit verlieren. Stimulierung – am besten von Ihrer Partnerin – wird Ihnen jedoch helfen, sie wiederzuerlangen und mit dem Liebesspiel fortzufahren.

HILFE VON IHRER PARTNERIN

Mit der Drucktechnik kann Ihre Partnerin Ihnen helfen, Ihren Orgasmus aufzuschieben und das Vergnügen für Sie beide zu verlängern.

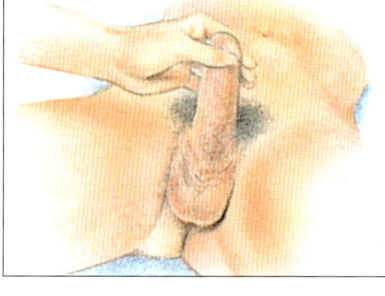

DAS DRÜCKEN

Zum Verhindern der Ejakulation drücken Sie mit Ihrem Daumen genau unter der Eichel zu.

Energie für einen Tag

Nur selten nehmen wir uns Zeit für die Bedürfnisse unseres Körpers, und doch sollten wir es regelmäßig tun. Dieses Berührungsprogramm für einen Tag wird Sie – etwa einmal pro Woche durchgeführt – verjüngen und Ihnen geistige Ruhe schenken.

Aufwachen

Nehmen Sie sich Zeit zum Aufwachen. Kuscheln Sie sich in der Löffelhaltung etwa 15 Minuten aneinander. Genießen Sie das Gefühl und die Wärme des anderen. Springen Sie nicht gleich aus dem Bett.

Kuscheln Sie sich in der Löffelhaltung aneinander

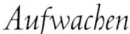

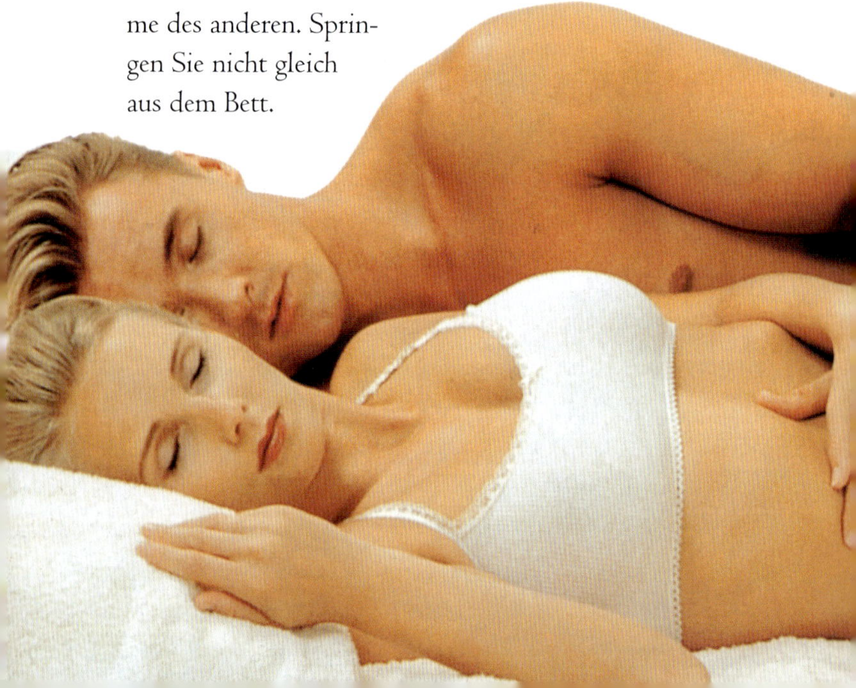

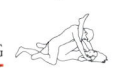

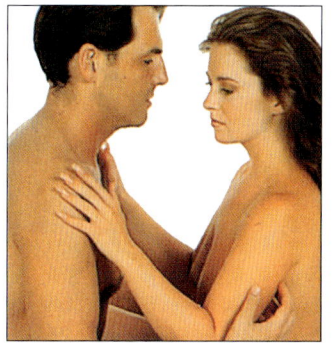

FÜHLEN SIE DIE NÄHE

Sitzen Sie nicht nur dicht bei-einander — kommen Sie sich nahe, indem Sie sich aufeinander kon-zentrieren und die Gegenwart des andern genießen.

Erste Stufe

Nach einem leichten Frühstück und einem Besuch im Bade-zimmer setzen Sie sich einander dicht gegenüber. Streicheln Sie sich leicht in kreisenden Bewegungen. Lassen Sie Brüste und Genitalien aus, streicheln Sie sich 15 Minuten. Machen Sie eine kurze Pause, dann streicheln Sie sich noch einmal 15 Minuten. Danach liegen Sie ruhig in der Löffelstellung beieinander und horchen auf den Herzschlag des andern.

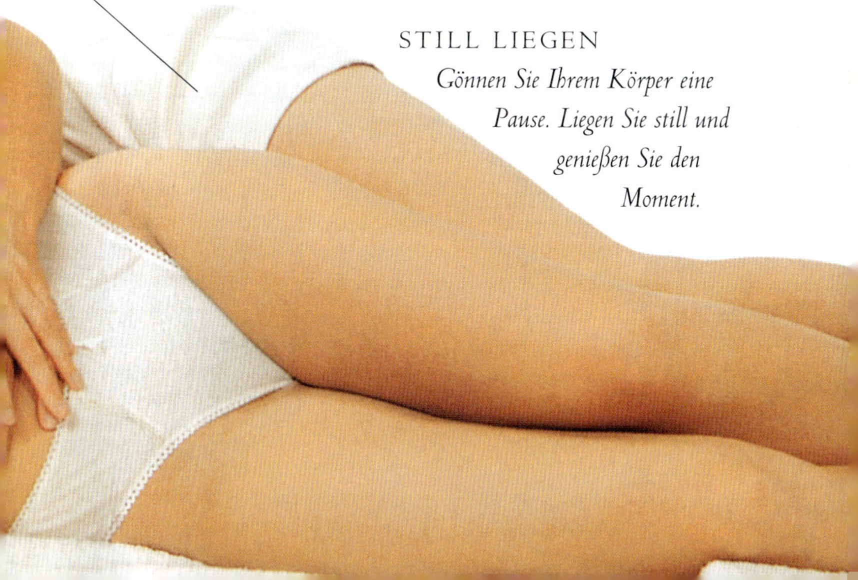

STILL LIEGEN

Gönnen Sie Ihrem Körper eine Pause. Liegen Sie still und genießen Sie den Moment.

Zweite Stufe

Setzen Sie sich einander gegenüber
und streicheln Sie sich wieder,
diesmal auch die Brüste, aber
nicht die Genitalien. Wieder
ruhen Sie danach aus.

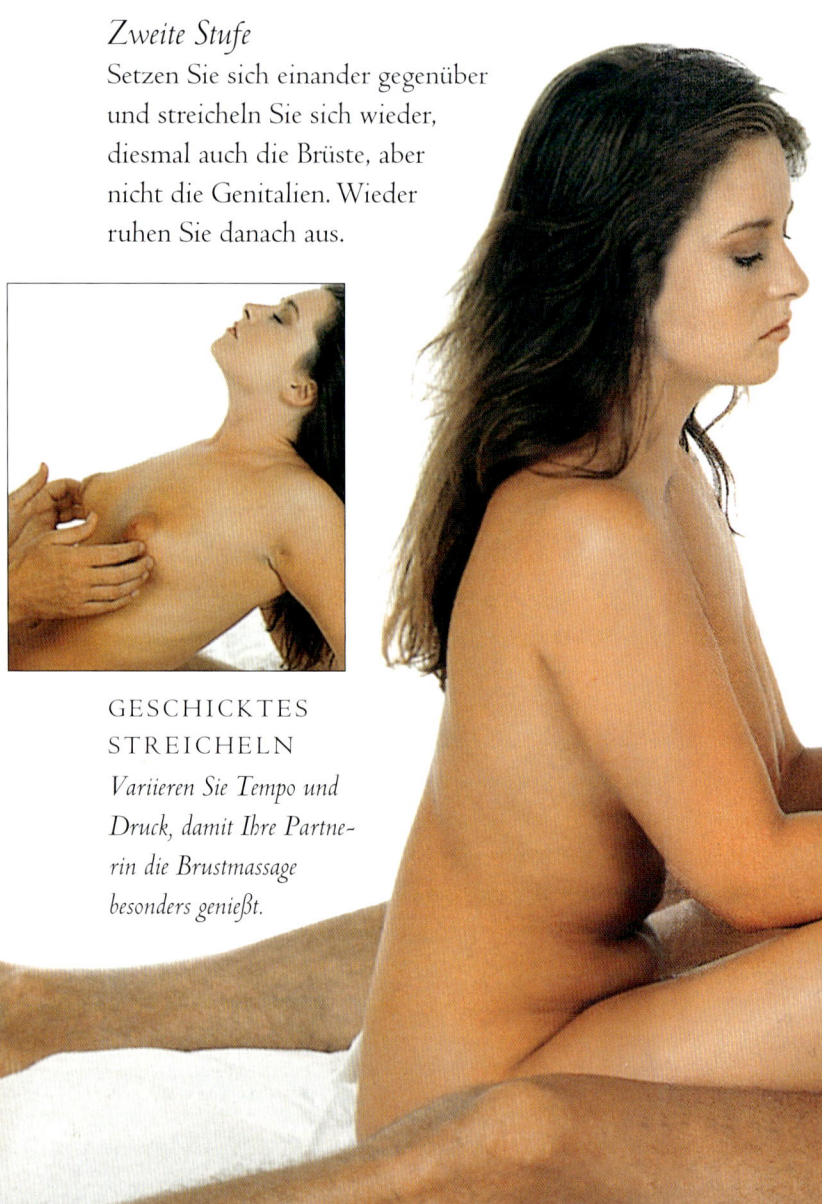

GESCHICKTES STREICHELN

*Variieren Sie Tempo und
Druck, damit Ihre Partne-
rin die Brustmassage
besonders genießt.*

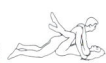

VERGNÜGEN FÜR IHN

*Brust und Brustwarzen des Mannes
lassen sich oft durch manuelles
und orales Stimulieren erregen.*

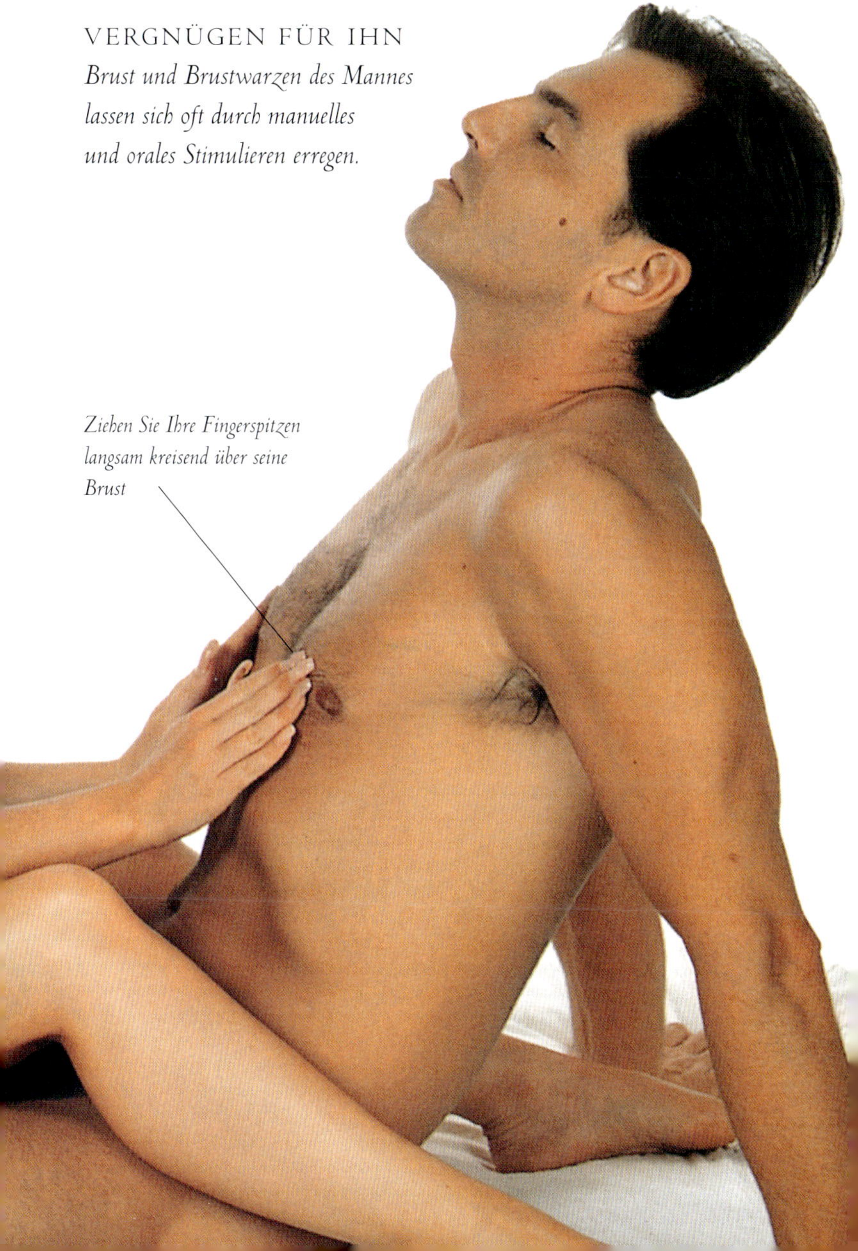

*Ziehen Sie Ihre Fingerspitzen
langsam kreisend über seine
Brust*

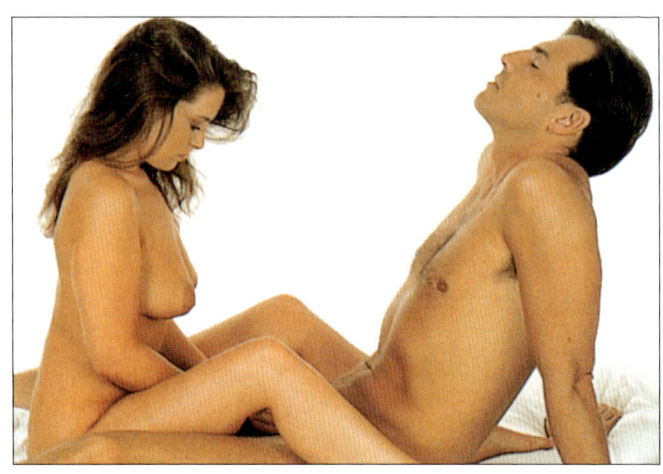

EINSATZ ERHÖHEN
Bringen Sie die Massage zum Höhepunkt, indem Sie mit Ihren Händen sanft und verführerisch seine Genitalien und die Umgebung streicheln.

Dritte Stufe
Setzen Sie die Massage fort und beziehen Sie nun die Genitalien mit ein, aber leicht und spielerisch, diese Massage soll nicht zum Orgasmus führen. Ruhen Sie sich dann wieder aus.

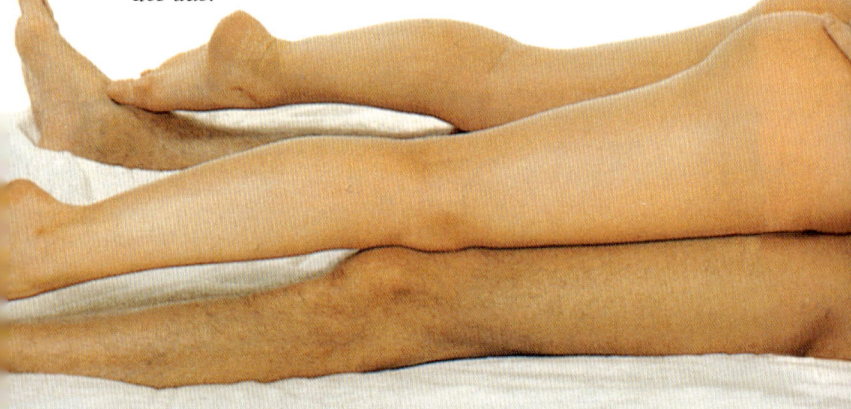

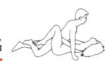

Letzte Stufe

Massieren Sie sich wieder und verbringen Sie diesmal mindestens eine Stunde mit dem Streicheln der Genitalien. Dann liegen Sie etwa 5 Minuten ganz still – sie oben und sein Penis in ihrer Vagina –, bis die Erektion nachlässt. Ruhen Sie nun wieder in der Löffelstellung. Wiederholen Sie die letzte Stufe, dieses Mal jedoch geben Sie sich dem Genuss des gemeinsamen Orgasmus hin.

In Ruhe durchgeführt, kann dieses Programm einen Tag dauern. Vielleicht nehmen Sie zwischendurch ein leichtes Mittagessen ein. Wenn Sie mögen, können Sie am Nachmittag einen Spaziergang machen. Aber bleiben Sie bis zum Abend unter sich, genießen Sie die Nähe und Intimität Ihres gemeinsamen Erlebnisses.

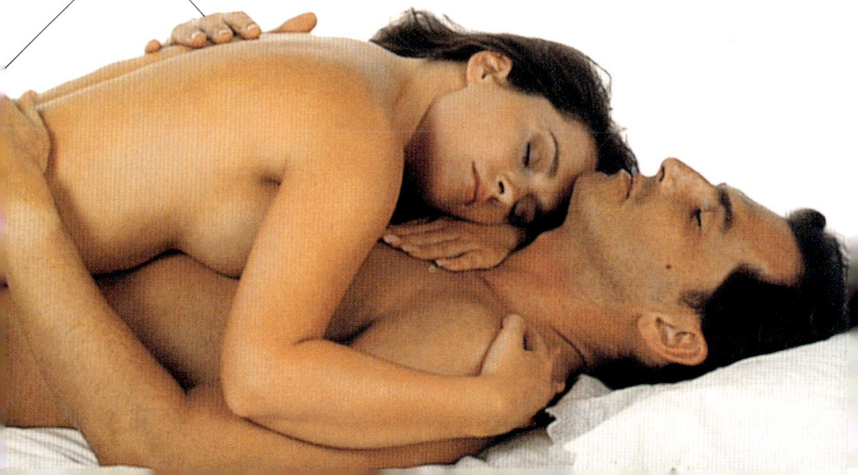

Streicheln Sie Ihre Partnerin, wenn Sie zusammenliegen

HÖCHSTE GEMEINSAMKEIT
Nichts kommt dem Gefühl der Intimität gleich, das dieses Programm Ihnen geben kann.

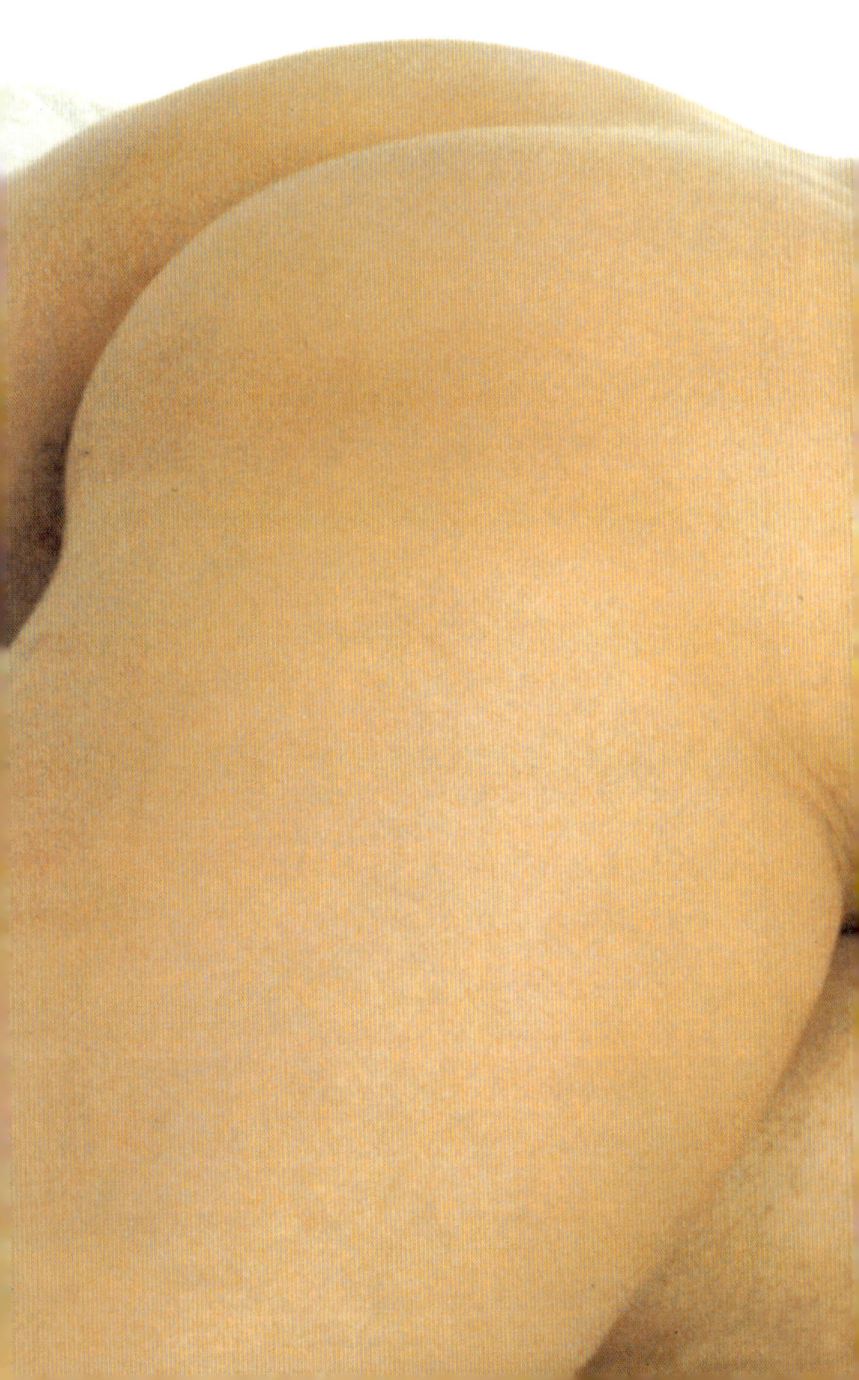

Liebes-
stellungen

*Es gibt zahllose verschiedene Liebesstel-
lungen. Experimentieren Sie und finden
Sie heraus, was Ihnen und Ihrer Partnerin am besten gefällt. Immer schon
wurde eine Vielzahl von Sexstellungen
zelebriert – vom klassischen indischen
Erotikwerk »Kamasutra« bis zum
arabischen »Garten der Wohlgerüche«
(»The Perfumed Garden«), jede nur
denkbare Variation ist beschrieben
worden. Auf den folgenden Seiten
finden Sie einige der besten Positionen.*

Das Liebesspiel

Es gibt Liebesstellungen, die so viel Elektrizität auf der Haut erzeugen, dass beide Partner schließlich große Mengen von Energie in Form von Hitze abgeben. Wahrhaft berauschend sind Liebesstunden, wenn zwei feurige Körper aufeinander treffen und sich die Liebenden in glühende Meteore verwandeln, die gemeinsam auf eine kosmische Explosion zurasen.

Weise Wahl

Natürlich muss man fit sein, um solche Höhen zu erreichen. Energiebewahrung ist das Gegenteil von Energieerzeugung, und ältere Leute oder Liebende, die nicht in guter körperlicher Verfassung sind, müssen das Bewahren der Energie in den Vordergrund stellen. Dieses Kapitel beschreibt Methoden, die Energie erzeugen, und solche, die Energie bewahren.

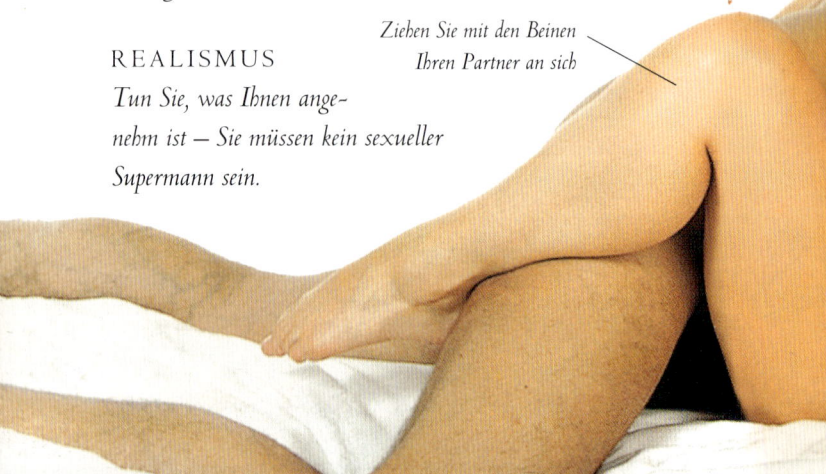

Ziehen Sie mit den Beinen Ihren Partner an sich

REALISMUS

Tun Sie, was Ihnen angenehm ist — Sie müssen kein sexueller Supermann sein.

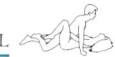

Was Ihnen Spaß macht, zählt

Vielleicht möchten Sie einige der vorherigen Massage- und Vorspieltechniken in die auf den folgenden Seiten beschriebenen Sexstellungen mit aufnehmen. Für Sex gibt es keine feststehenden Regeln. Sie selbst entscheiden, was Sie tun wollen. Tun Sie niemals etwas, das Sie nicht möchten, nur weil Sie denken, Sie »sollten« es tun.

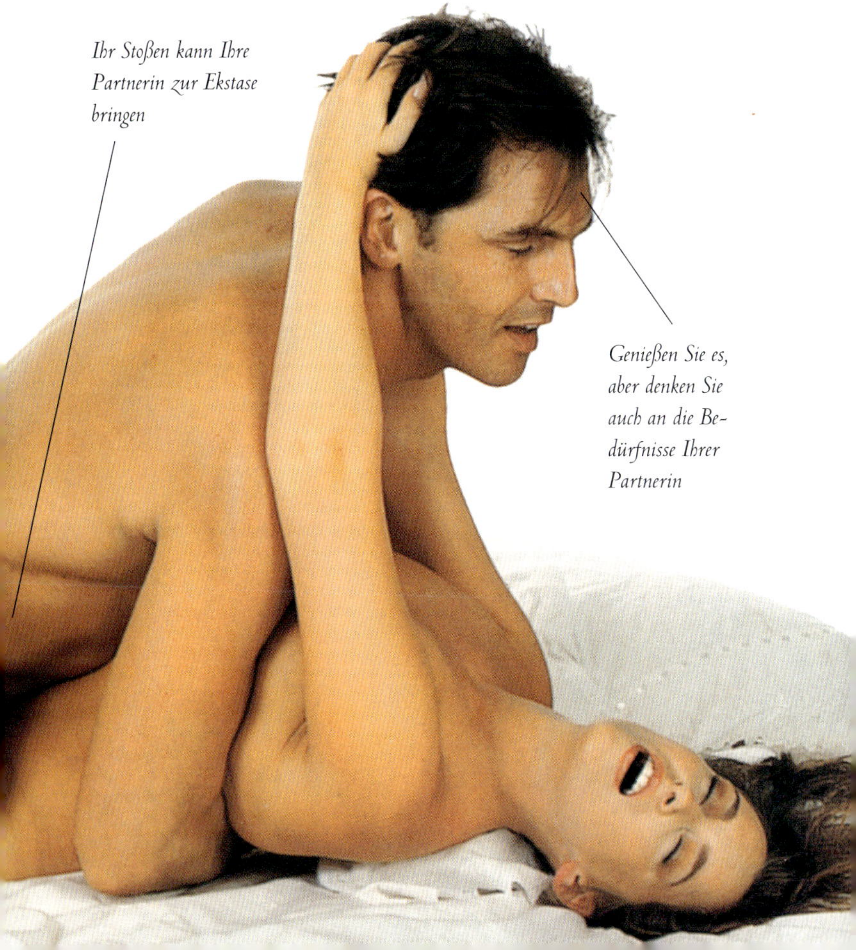

Ihr Stoßen kann Ihre Partnerin zur Ekstase bringen

Genießen Sie es, aber denken Sie auch an die Bedürfnisse Ihrer Partnerin

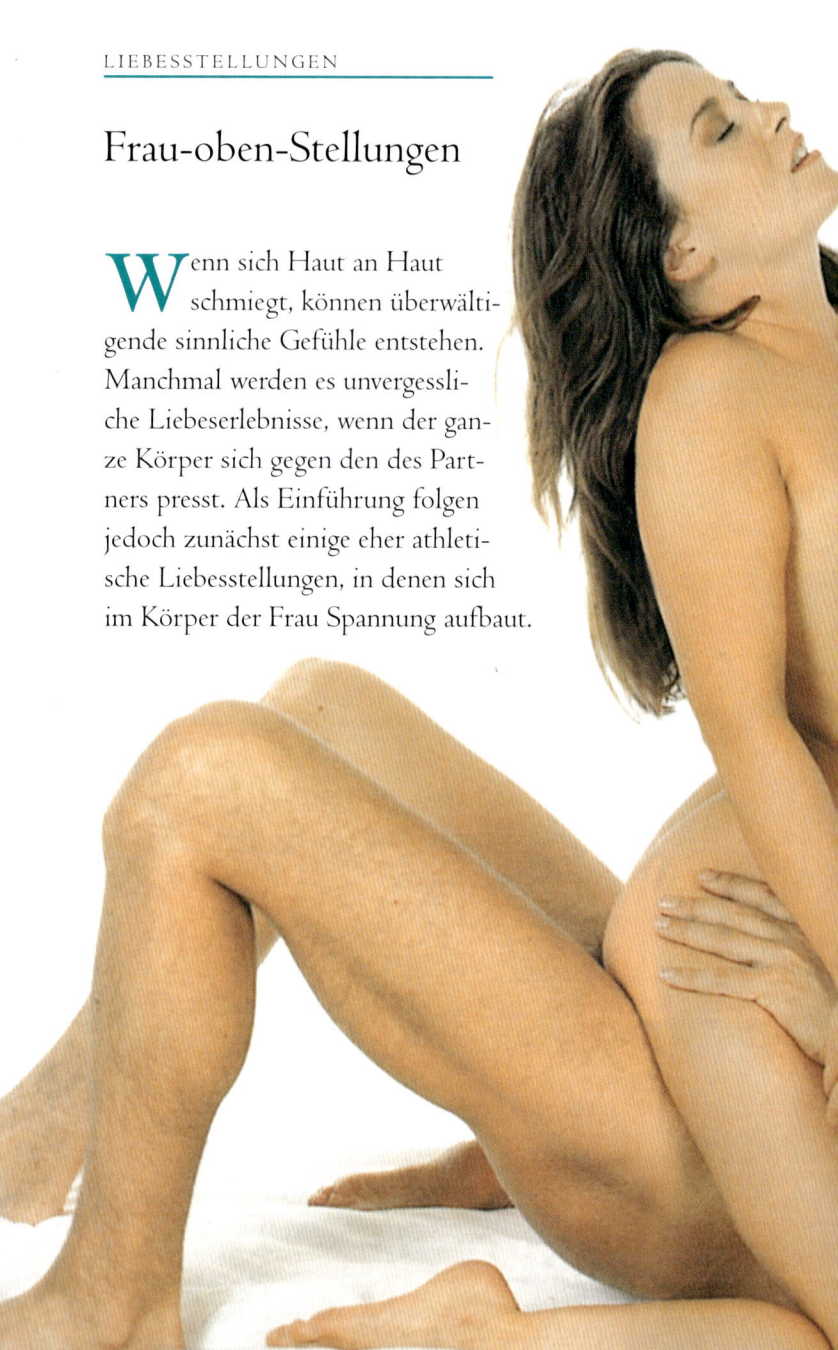

Frau-oben-Stellungen

Wenn sich Haut an Haut schmiegt, können überwältigende sinnliche Gefühle entstehen. Manchmal werden es unvergessliche Liebeserlebnisse, wenn der ganze Körper sich gegen den des Partners presst. Als Einführung folgen jedoch zunächst einige eher athletische Liebesstellungen, in denen sich im Körper der Frau Spannung aufbaut.

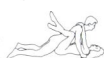

GRUNDPOSITION

Diese einfache Frau-oben-Stellung ist gut für tiefes Stoßen und zum Spannungsaufbau. Besonders wirkungsvoll ist es, wenn man sich in aufrechten Stellungen erregt, sodass die Spannung sich um das Becken herum sammelt.

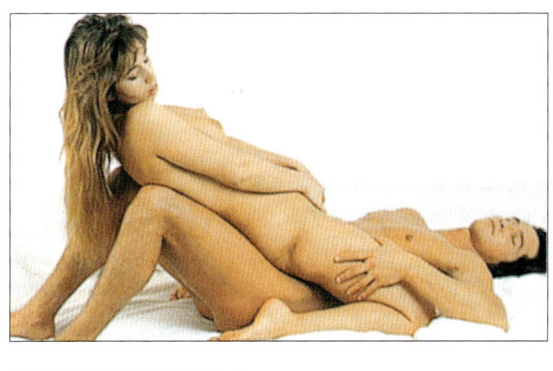

HEKTORS PFERD

Ihre Knie sind an seinen Seiten. Während der Penetration setzt sie sich auf und lehnt sich an seine erhobenen Knie. Diese Stellung ist sehr gut für ein tiefes Eindringen.

Streicheln und halten Sie ihn, um
den Kontakt zu intensivieren

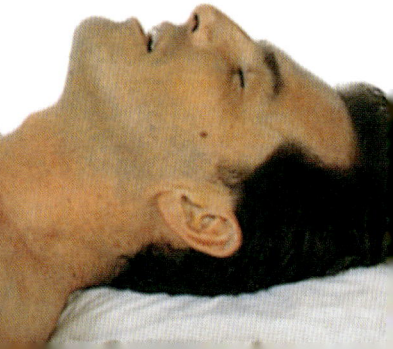

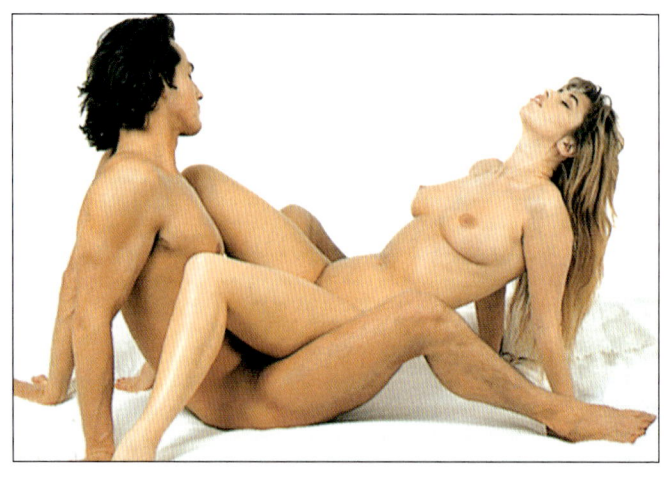

POSTKUTSCHE

Sie sitzt auf seinem Penis, die Beine neben seinen Hüften oder sogar über seinen Schultern, während er sich auf seine Hände stützt.

Drücken Sie Ihre Brüste gegen seine Brust

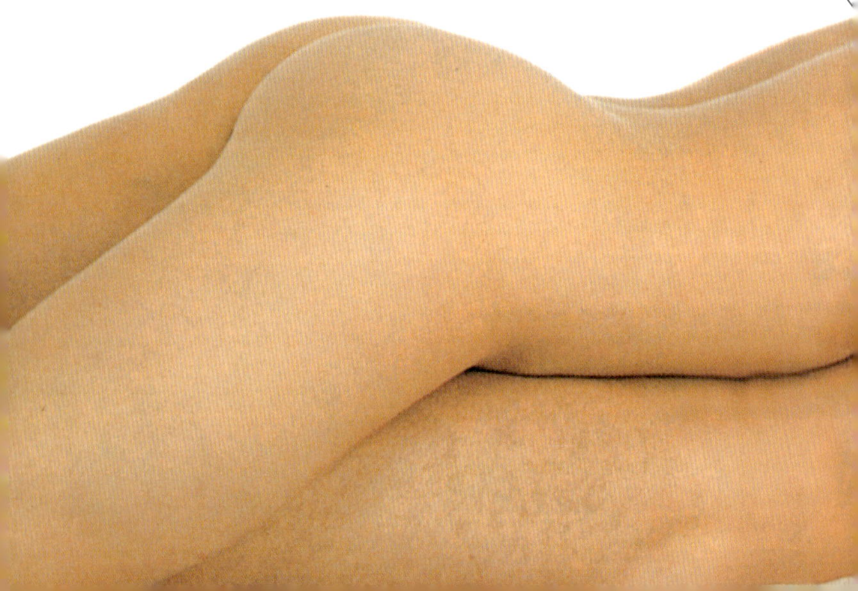

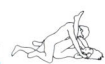

Ihrem Partner Vergnügen bereiten

Mit Händen, Lippen, Haar und Brüsten können Sie in Ihrem Geliebten eine Gefühlsexplosion hervorrufen, die sich auf weitaus mehr als nur seine Genitalien auswirkt. Bei den Frau-oben-Stellungen können Sie die Kontrolle über Ihren Partner ausüben – was Sie selbst erregen kann, während Sie ihm Vergnügen bereiten.

LIEBESKONTAKT

Lang ausgestreckt auf ihm können Sie ihm Ihre Liebe mit Ihrem ganzen Körper zeigen.

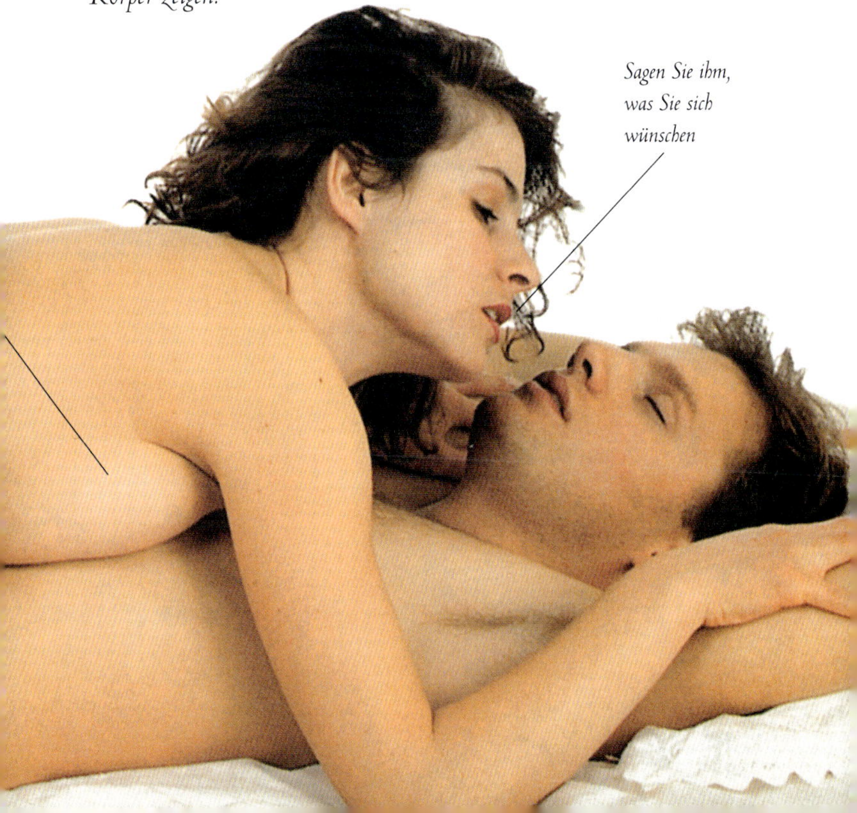

Sagen Sie ihm, was Sie sich wünschen

Die Führung übernehmen

Der Rhythmus des Geschlechtsverkehrs bekommt eine andere Note, wenn die Frau die Führung übernimmt. So
können Sie nicht nur besser für Ihre eigene Stimulation
sorgen, Sie können dem Liebesspiel auch eine neue Richtung geben. Versprechen Sie ihm zum Beispiel einen heißen
Akt, halten Sie ihn dann aber bis zum letzten Moment
hin, indem Sie immer wieder zurückweichen und nur die
Spitze seines Penis eindringen lassen.
Ein großer Vorteil bei der Frau-oben-Stellung ist, dass
Sie selbst die Richtung beim Stoßen kontrollieren
und so Ihre Klitoris die Aufmerksamkeit
erhält, die ihr zukommt.

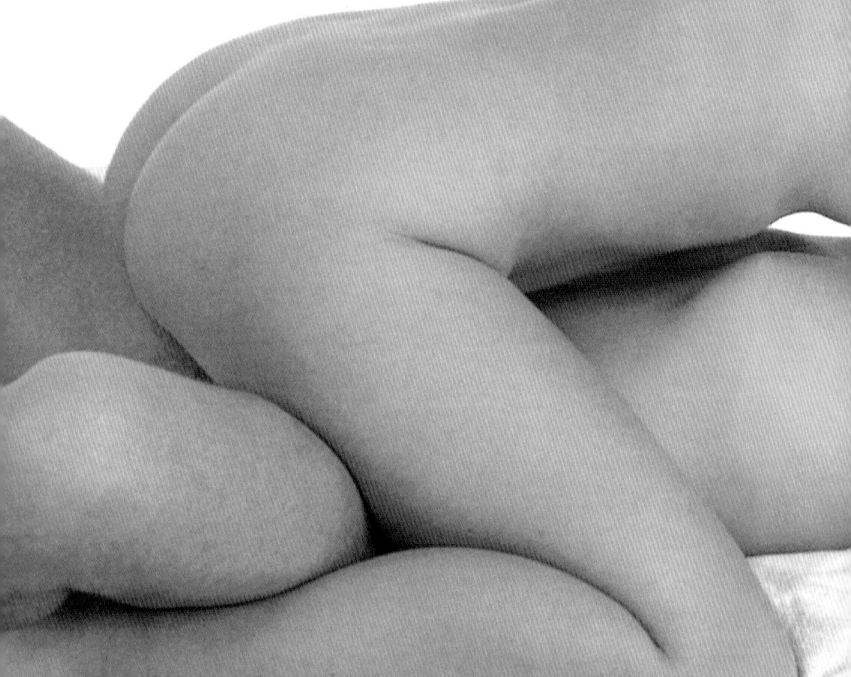

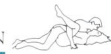

DIE KONTROLLE HABEN

*Genießen Sie das Erlebnis, Ihren Partner
zu dominieren. Bestimmen Sie selbst das
Tempo und führen Sie neue Variationen
ein.*

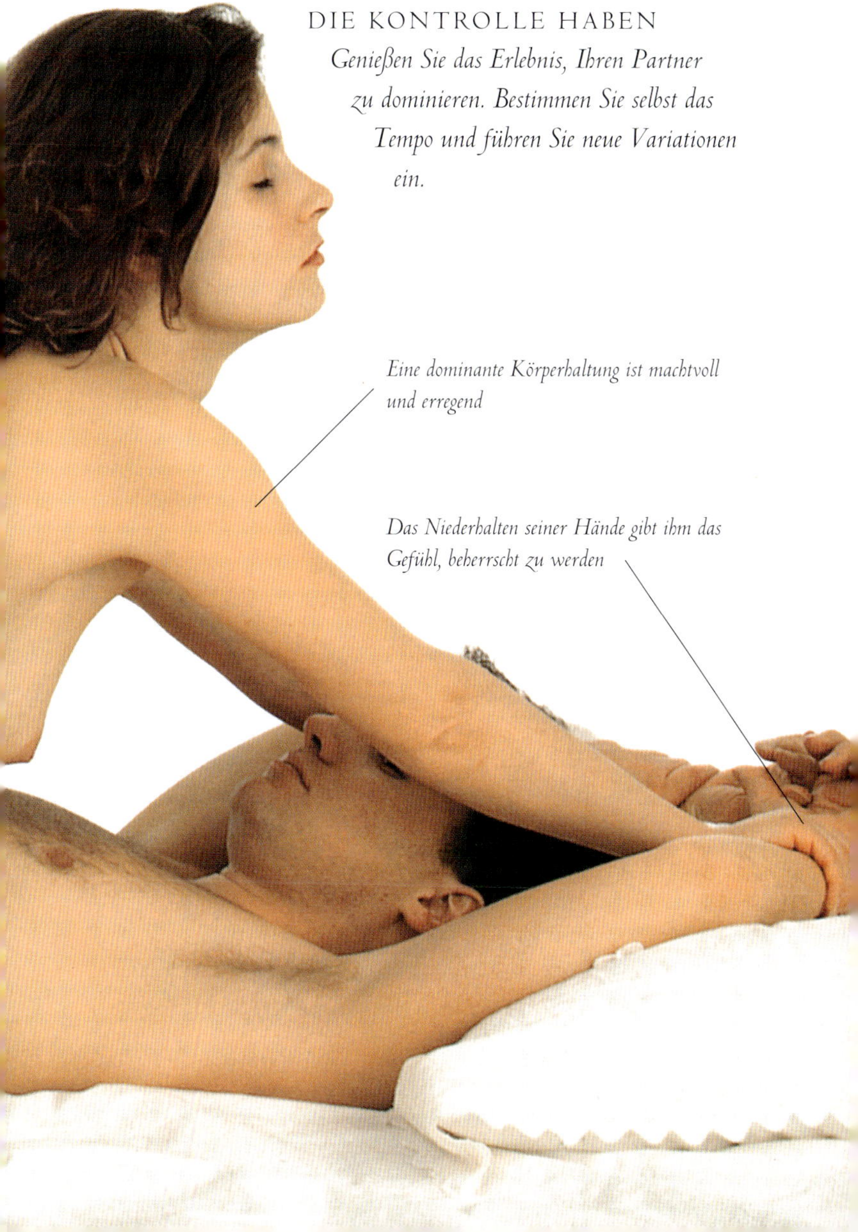

*Eine dominante Körperhaltung ist machtvoll
und erregend*

*Das Niederhalten seiner Hände gibt ihm das
Gefühl, beherrscht zu werden*

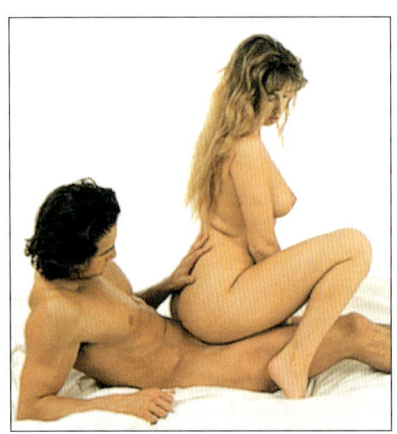

AUFRECHT VON HINTEN

In dieser Rücken-zu-Vorderseite-Position kann die Frau bequem seine Hoden streicheln.

EIN PFERD REITEN

Lassen Sie sich auf den Penis Ihres Partners sinken, Ihr Po auf seinem Bauch. Lehnen Sie sich zurück, und stützen Sie sich auf.

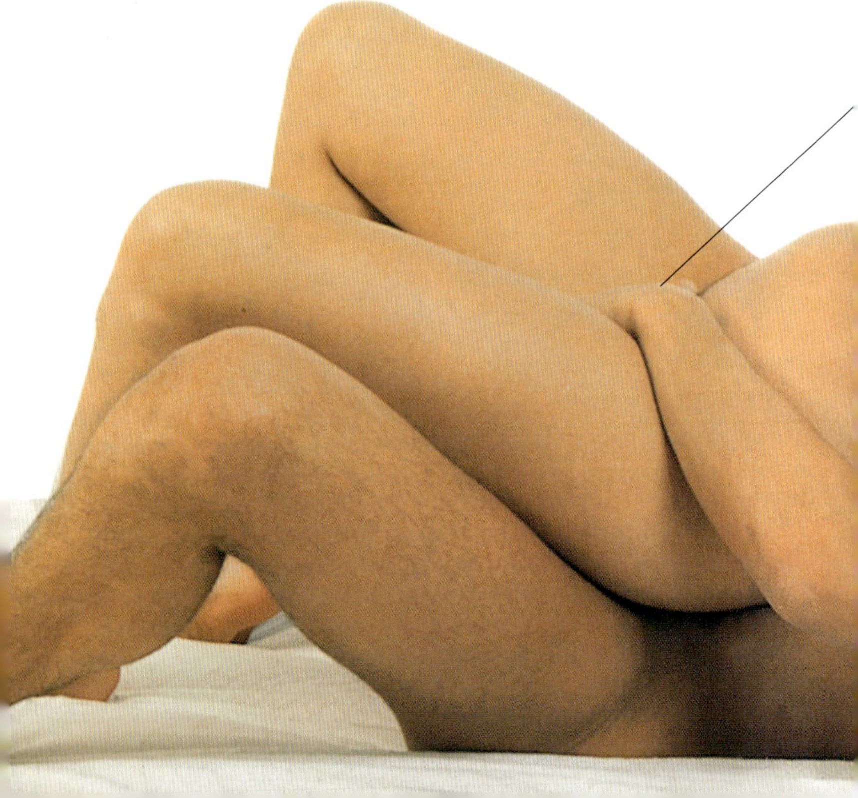

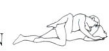

Rücken zur Vorderseite

Frau-oben-Stellungen bieten beiden Partnern viele Möglichkeiten. Eine sehr erotische Alternative sind die Rücken-zu-Vorderseite-Stellungen, die tiefe Penetration und leichtes Erreichen von Klitoris und Hoden ermöglichen.

Streicheln Sie ihre Klitoris, während Sie stoßen

Mann oben

Der große Vorteil der Missionarsstellung ist, dass Mann und Frau sich dabei so nah wie nur möglich sein können. Körpernähe erzeugt Energie. Außerdem ist bei dieser Gesicht-zu-Gesicht-Position schön, dass Sie sich während des Geschlechtsverkehrs Ihre Liebe zeigen können. Nach meiner eigenen Theorie enthalten auch die Lippen Energiemeridiane und je mehr Sie küssen, desto mehr Elektrizität fließt zwischen Ihnen.

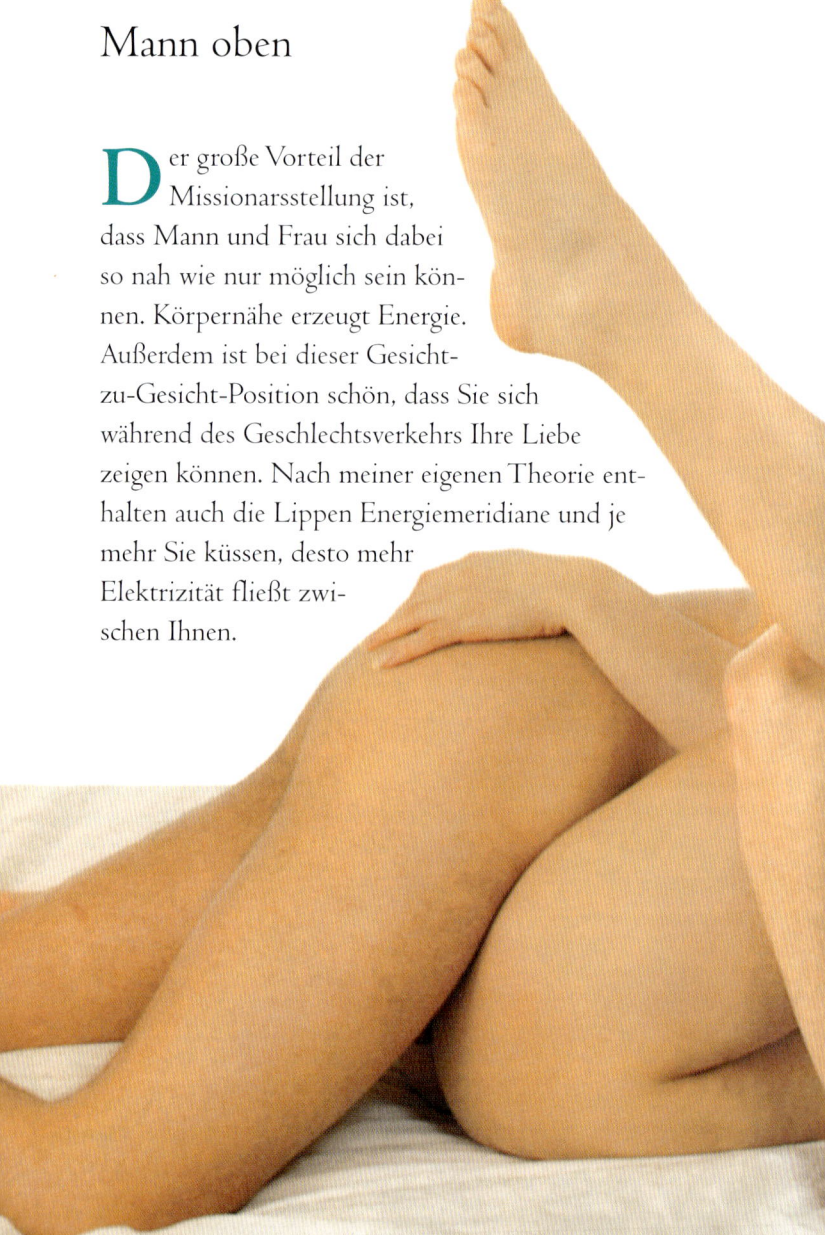

Missionarsstellung

Angeblich hielten die früher in den Kolonien tätigen Missionare diese Stellung für die einzig ehrbare Position für anständige Leute und bestanden darauf, dass ihre Bekehrten nur sie benutzten.

SIE TRÄGT DIE LAST

Bei der Gesicht-zu-Gesicht-Missionarsstellung ruht Ihr ganzes Gewicht auf Ihrer Partnerin. Reduzieren Sie den auf ihr lastenden Druck, indem Sie sich so gut wie möglich mit den Armen abstützen.

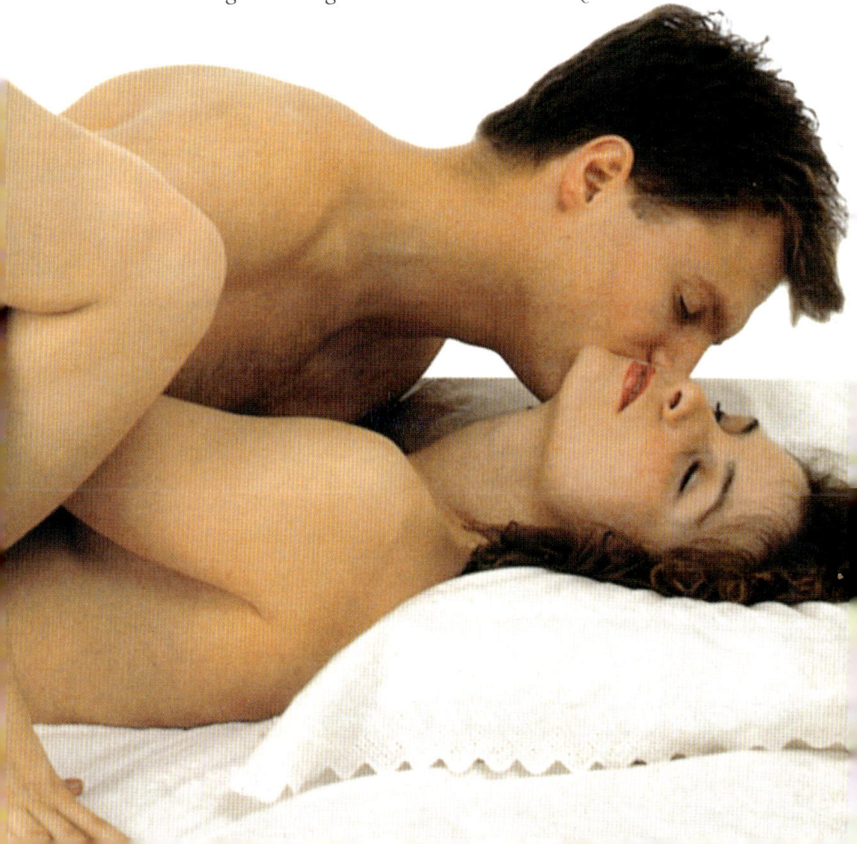

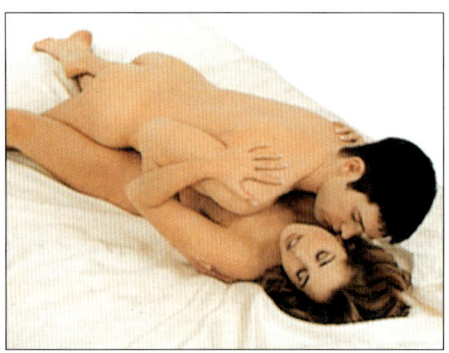

ZEIT FÜR SPASS

Sich während des Liebesspiels wie junge Hunde ausgelassen auf dem Bett hin- und herzurollen, kann ungeheuer viel Spaß bereiten.

Variationen über ein Thema

Die Mann-oben-Stellungen bieten viele Variationen. Die meisten bestehen darin, dass die Frau die Stellung ihrer Beine verändert, zum Beispiel kann sie sie auf dem Lager ausstrecken, sodass der Mann zwischen ihnen ist und sie die Reibung stärker spürt. Sie kann sie aber auch um den Körper des Partners schlingen oder sie zu ihrer Brust heranziehen, wobei er sehr tief eindringen kann.

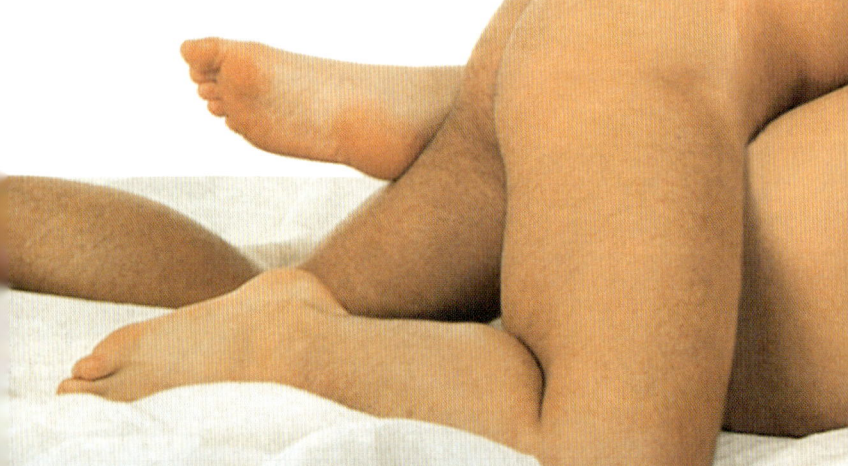

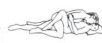

BEINSTELLUNG

Wenn Ihre Füße – einer oder beide –
nach oben zeigen, bewirkt das ein
tiefes Eindringen.

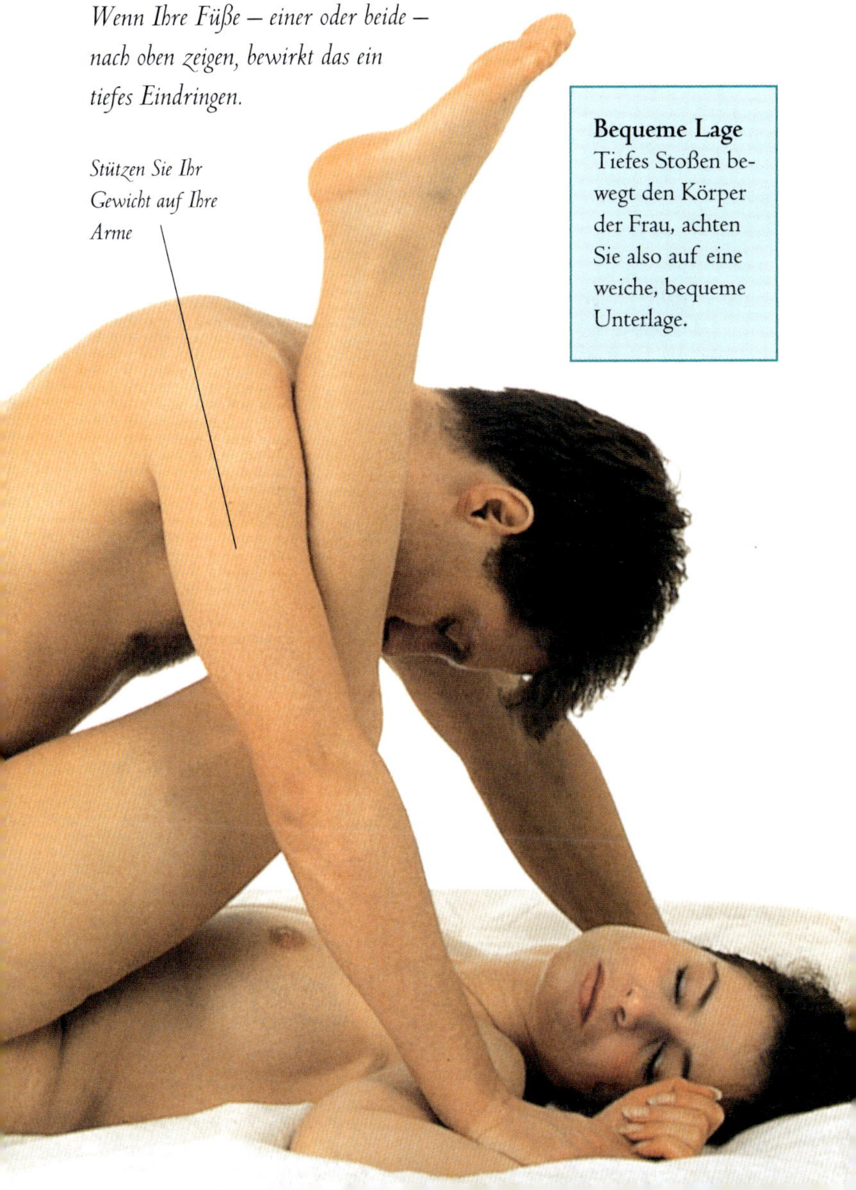

Stützen Sie Ihr
Gewicht auf Ihre
Arme

Bequeme Lage
Tiefes Stoßen be-
wegt den Körper
der Frau, achten
Sie also auf eine
weiche, bequeme
Unterlage.

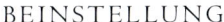

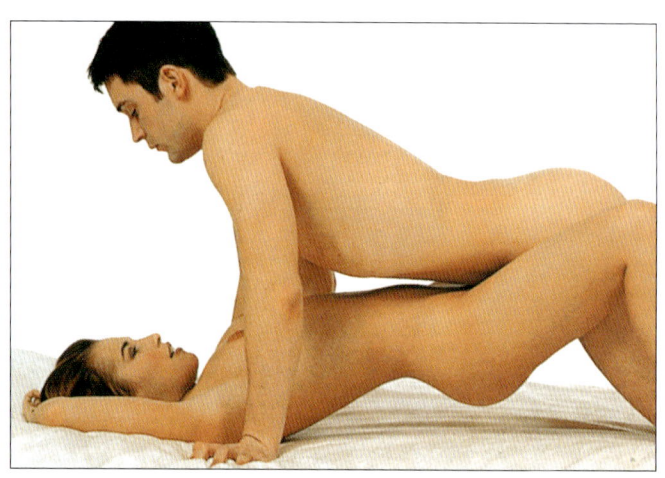

LOCKENDE VERFÜHRUNG

In einer Gesicht-zu-Gesicht-Position können Sie
ihn durch erotische Bemerkungen erregen.

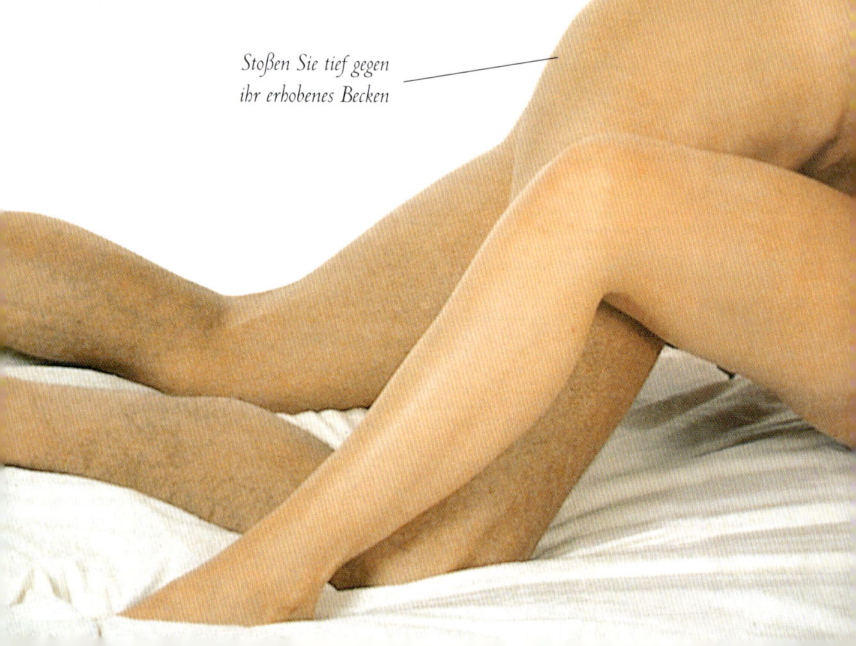

Stoßen Sie tief gegen
ihr erhobenes Becken

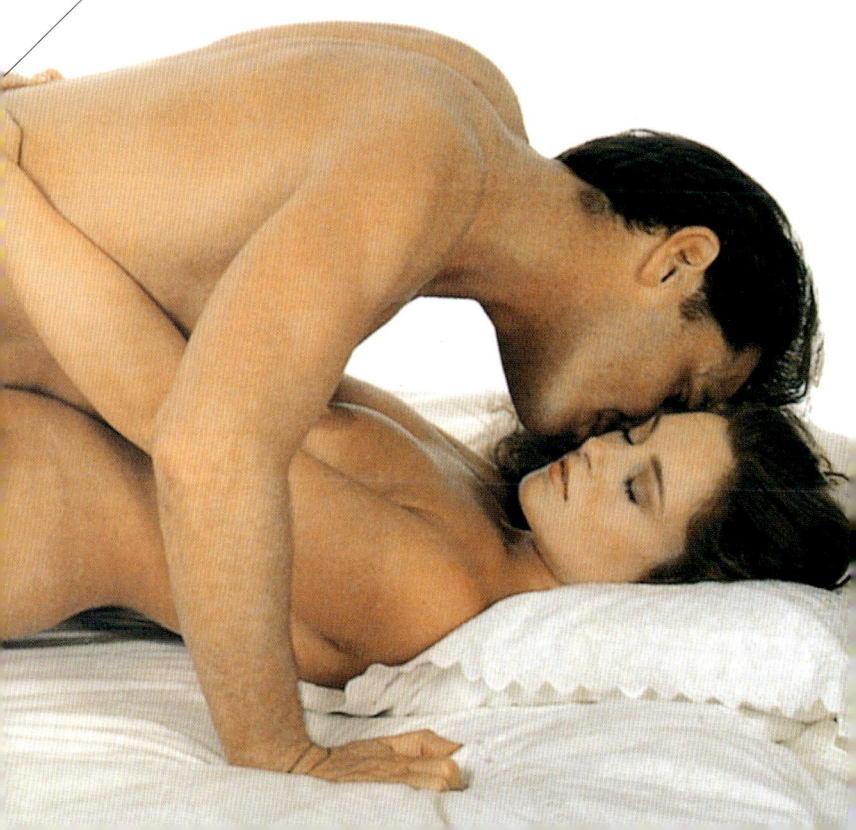

Zeigen Sie Ihre Liebe

Der größte Vorteil der Gesicht-zu-Gesicht-Position – egal, ob die Frau oder der Mann oben ist – liegt vielleicht darin, dass Sie sich Ihre Liebe besser zeigen können. Sich ansehen, sich küssen, zärtliche Worte flüstern – all das macht aus dem Sexakt einen Liebesakt.

Ziehen Sie ihn an sich heran, wenn Sie die Hüften heben

ZÄRTLICHE WORTE
Süße Worte auf dem Höhepunkt der Liebe bedeuten sehr viel.

Tiefes Eindringen

Für besonders tiefes Eindringen bei einer Mann-oben-Position legen Sie sich auf den Rücken und ziehen Sie Ihre Knie hoch zum Kinn; Ihre Füße sind an den Seiten seines Kopfes, wenn er eindringt. Diese Stellung ist nur ratsam, wenn Sie gelenkig sind und keine Rückenprobleme haben. Der Mann muss vorsichtig vorgehen und wegen der Tiefe des Stoßens sehr behutsam sein. Dann kann das tiefe Stoßen eine sehr erotische und erregende Wirkung haben.

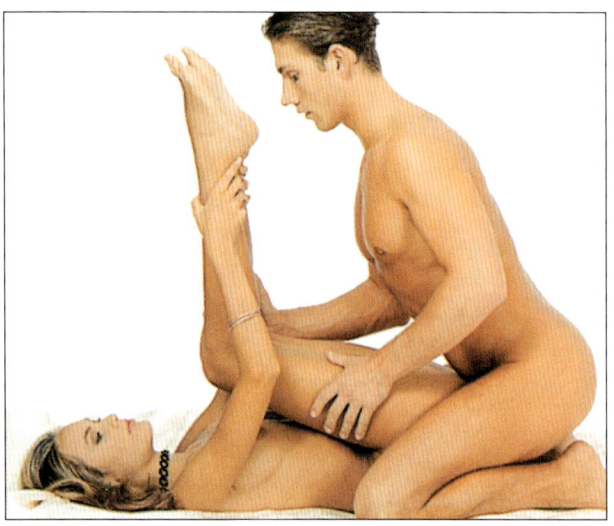

STEIGERUNG DES GENUSSES

In dieser Position können Sie das Vergnügen Ihrer Partnerin steigern, indem Sie die leicht erreichbaren Rückseiten ihrer Beine, ihre Vulva und ihre Klitoris streicheln und massieren.

164

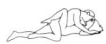

RÜCKSICHT UND
FÜRSORGE

*In dieser Haltung ist die Frau
sehr verletzlich, seien Sie
sanft und vorsichtig.*

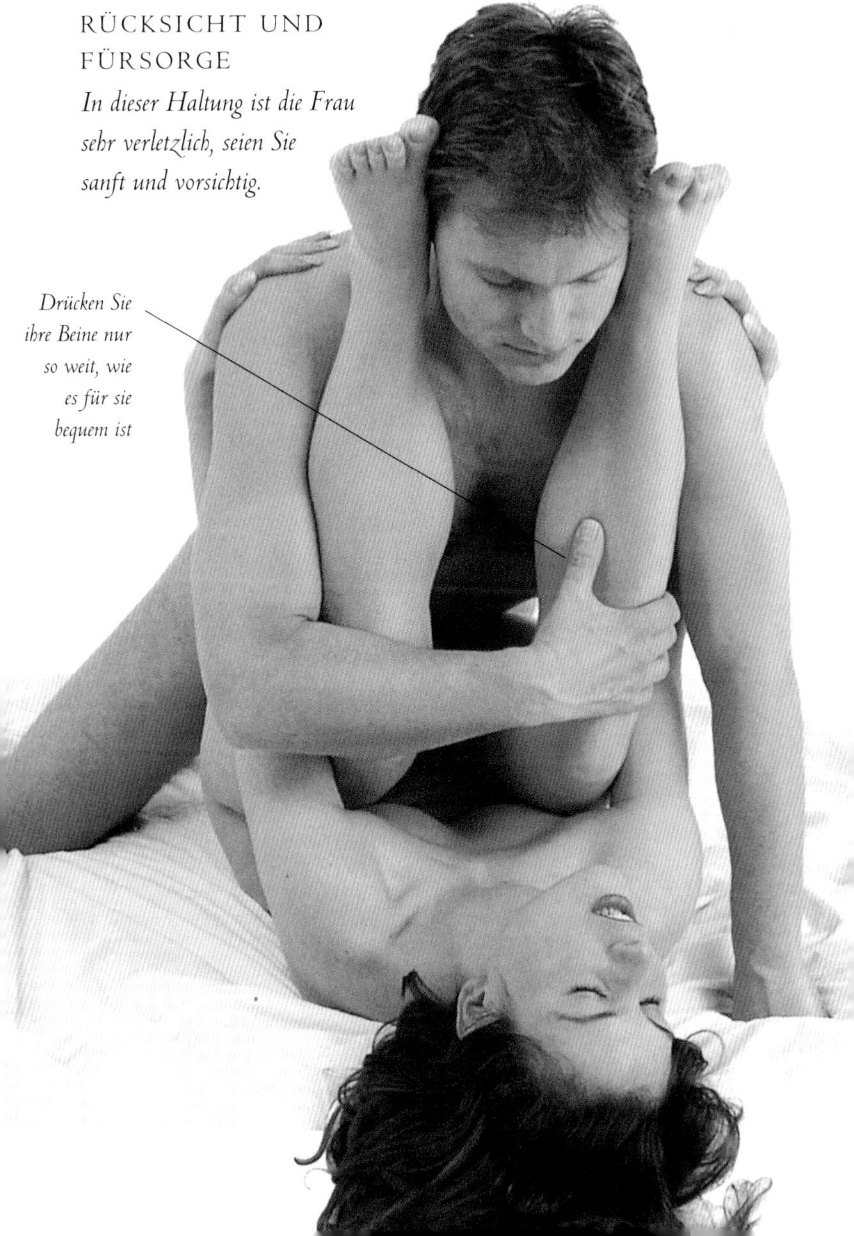

*Drücken Sie
ihre Beine nur
so weit, wie
es für sie
bequem ist*

Nebeneinander-Stellungen

Geschlechtsverkehr kostet Energie. Die oben liegende Person braucht eine Menge Kraft. Liegen Sie jedoch nebeneinander beide auf der Seite, können Sie Energie bewahren. Sie können Gesicht-zu-Gesicht, in der Löffelstellung oder in der Scherenstellung liegen. Experimentieren Sie. Ein weiterer Vorteil dieser Stellungen ist, dass man mit den Oberschenkeln starke Reibungen ausführen kann, um Penis und Vagina zusätzlich zu stimulieren.

AUF LEICHTE ART
*Nebeneinander-Stellungen sind gut für langsame,
sinnliche Liebesakte.*

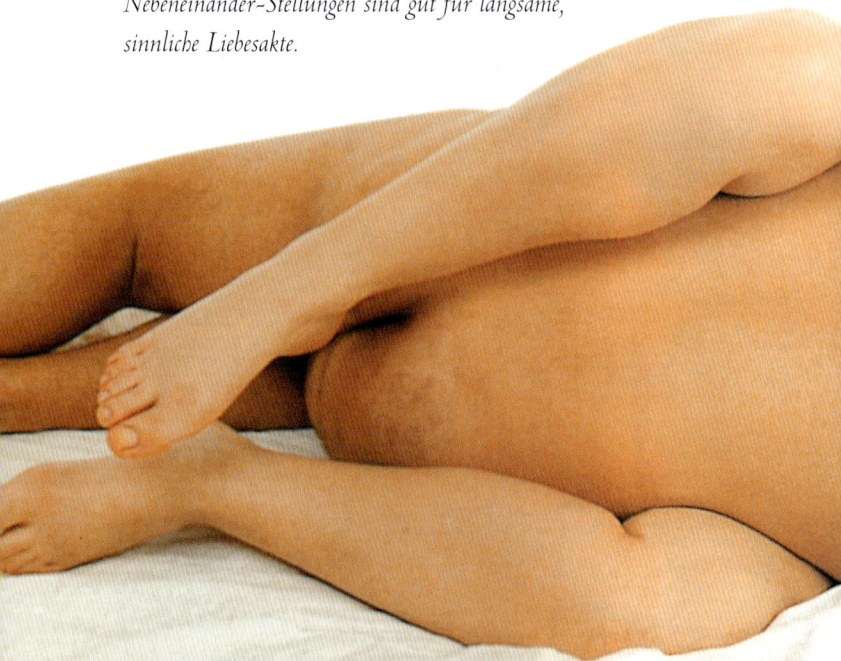

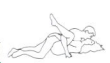

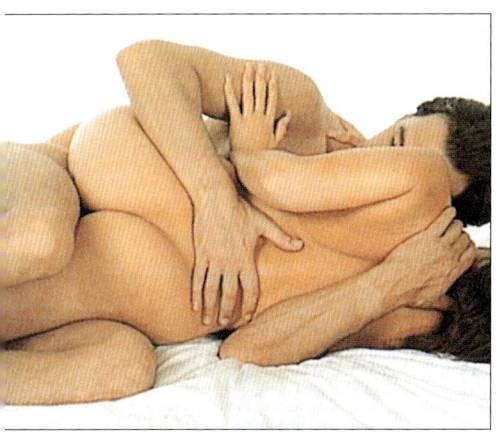

ABWECHSLUNG

Auch die Nebeneinander-Gesicht-zu-Gesicht-Stellung hat viele mögliche Variationen. Hier hat sie ein Bein zwischen den seinen und eins um seinen Rücken geschlungen. Das macht verschieden tiefes Eindringen möglich.

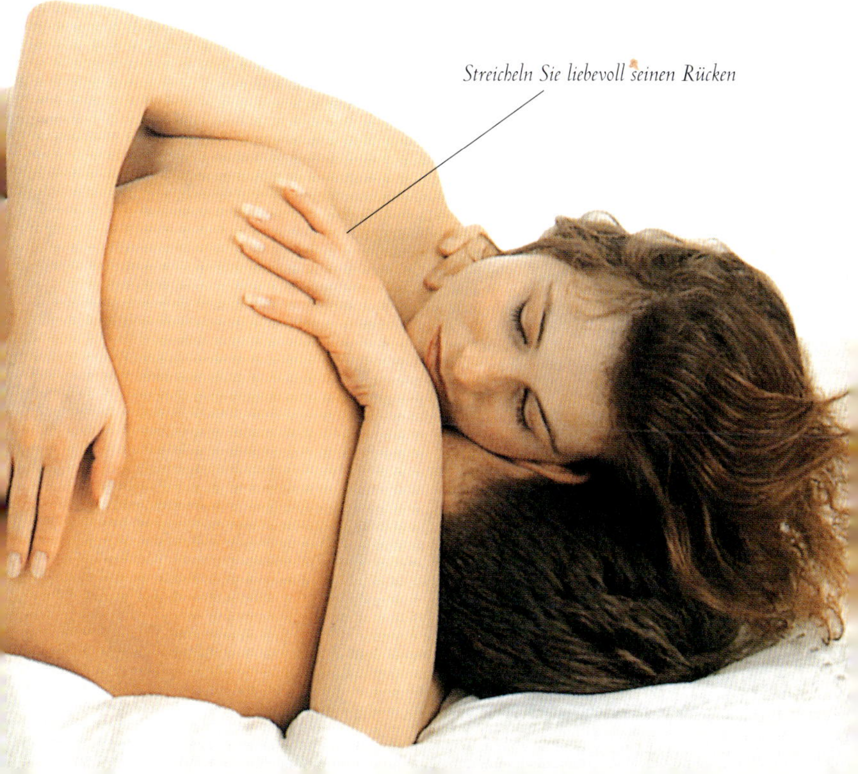

Streicheln Sie liebevoll seinen Rücken

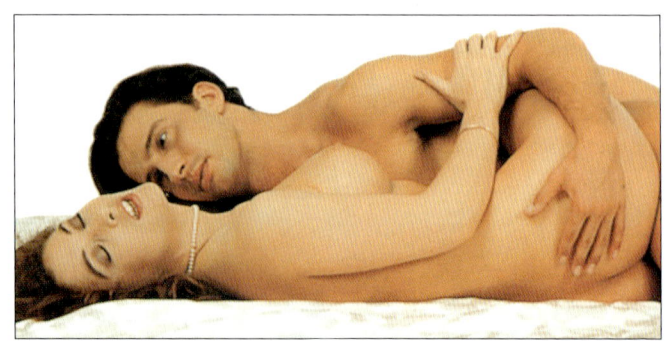

WECHSELN SIE DEN RHYTHMUS

In den meisten Nebeneinander-Stellungen kann er leicht Tiefe, Tempo und Häufigkeit der Stöße kontrollieren, da er auf einer Seite abgestützt ist.

Massieren Sie ihre Pobacken mit Ihrer freien Hand, während Sie sich vor- und zurückbewegen

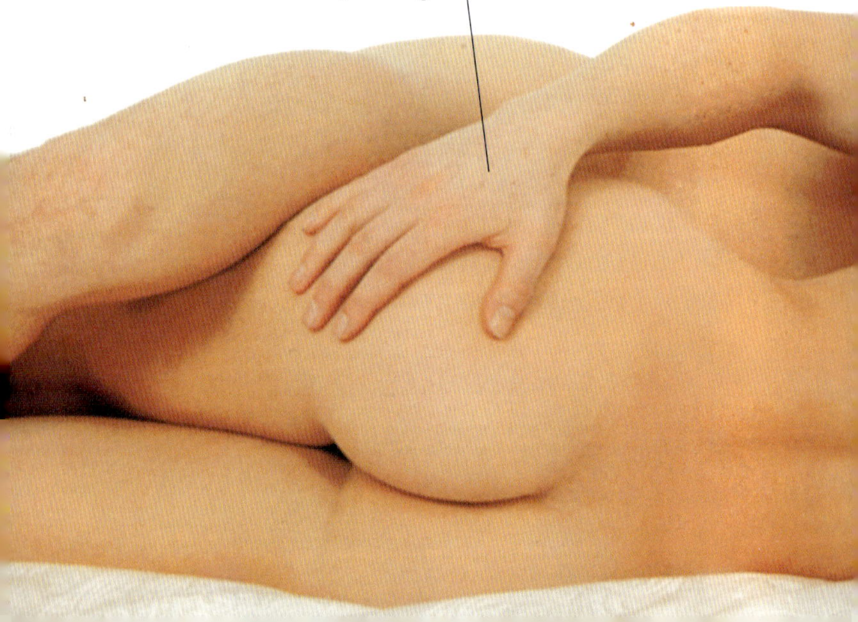

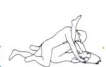

Sich nebeneinander lieben

Nebeneinander-Stellungen bieten viele Variationsmöglich-
keiten. Die Position hat etwas Leichtes, da niemand vom
Gewicht des Partners festgehalten wird. Durch häufigen
Wechsel der Beinstellung kann man Winkel und Tiefe der
Penetration verändern und gleichzeitig die Intimität des
Gesicht-zu-Gesicht-Kontakts genießen.

BEFRIEDIGUNG GARANTIERT

*Die Seitenlage ist sehr intim und befriedigend, da sie die Nähe der Ge-
sichter ermöglicht ohne den Druck eines Körpers auf dem anderen.*

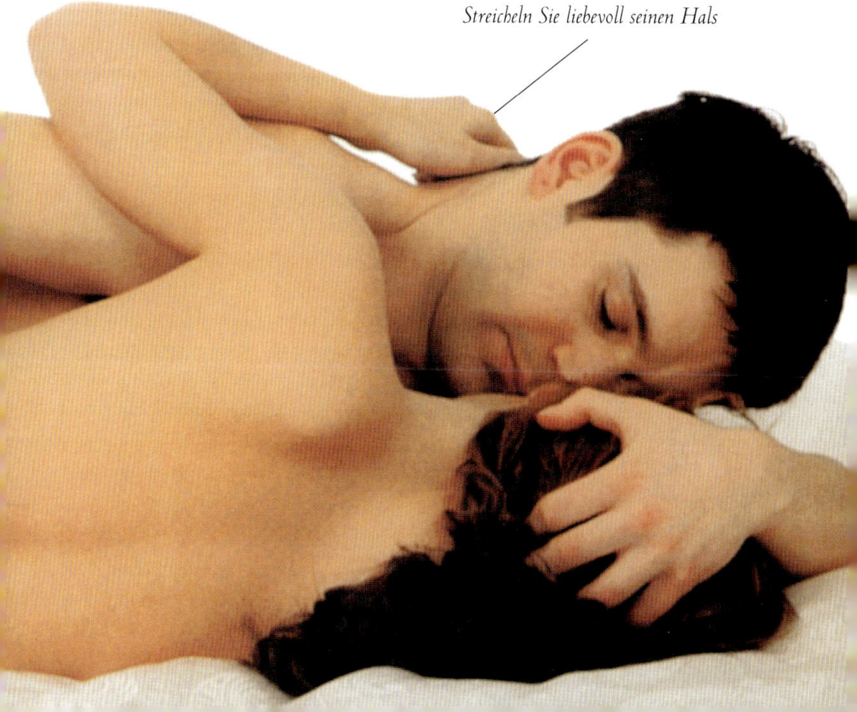

Streicheln Sie liebevoll seinen Hals

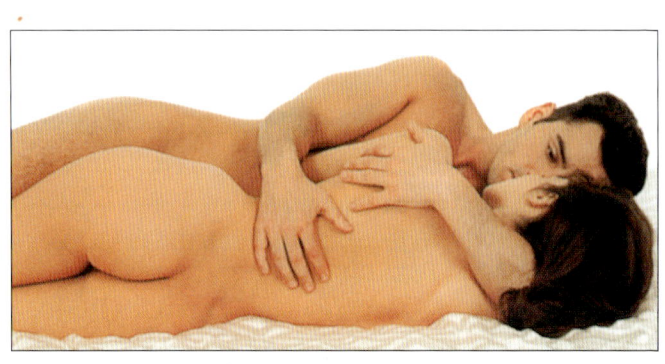

SPRECHEN SIE DARÜBER

Nutzen Sie die intime Nähe dieser Stellung, um sich zu sagen, was Sie spüren.

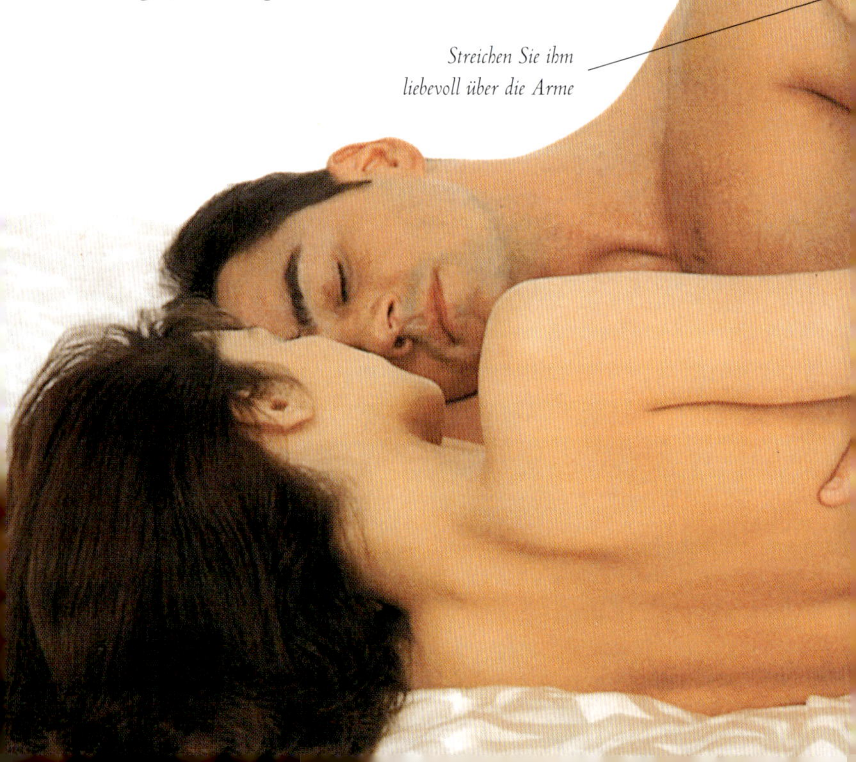

Streichen Sie ihm liebevoll über die Arme

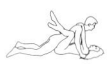

Zärtliche Liebe

Nutzen Sie die Nähe der Nebeneinander-Stellungen. Sagen Sie Ihrem Partner, wie Sie sich fühlen, wie sehr Sie ihn mögen und was Sie genau spüren. Diese Art intime Verständigung verbindet Sie emotional und trägt zur Erotik Ihres Erlebnisses bei.

KÜSSE UND LIEBKOSUNGEN

Bereichern Sie die Nebeneinander-Stellungen durch die vielen Möglichkeiten zum Küssen und Liebkosen.

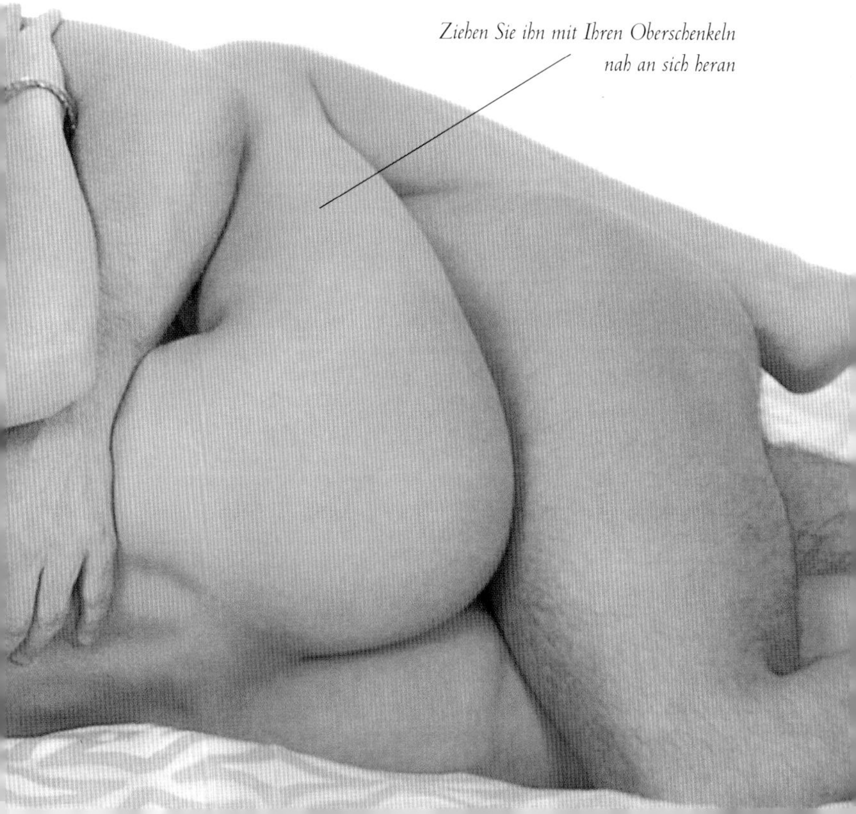

Ziehen Sie ihn mit Ihren Oberschenkeln nah an sich heran

Sitzstellungen

Sitzstellungen bieten zwar nicht die schnellste Art, zum Orgasmus zu gelangen, aber wie Nebeneinander-Stellungen fördern sie wegen ihres symmetrischen Gesicht-zu-Gesicht-Aspekts Intimität und Nähe. Keiner der Partner hat eine dominante Rolle und es gibt eine Menge Variationen, damit das Liebesspiel interessant bleibt.

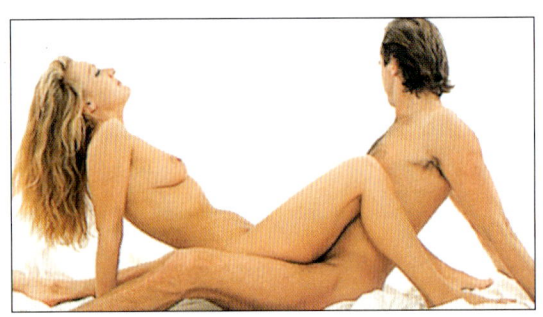

AUFSTÜTZEN
*Wenn Sie zurück-
gelehnt Ihr Gewicht
auf Ihre Hände
stützen, können Sie
sich leichter bewegen.*

RITTLINGS AUF IHM SITZEN
*In dieser Position können Sie Ihren Oberkörper
dicht an ihn schmiegen.*

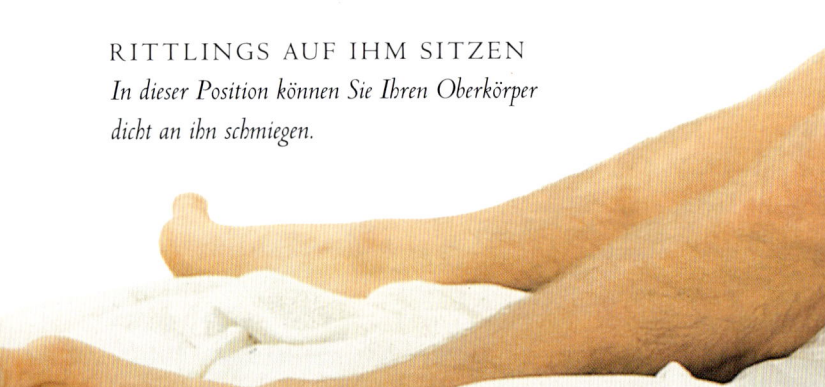

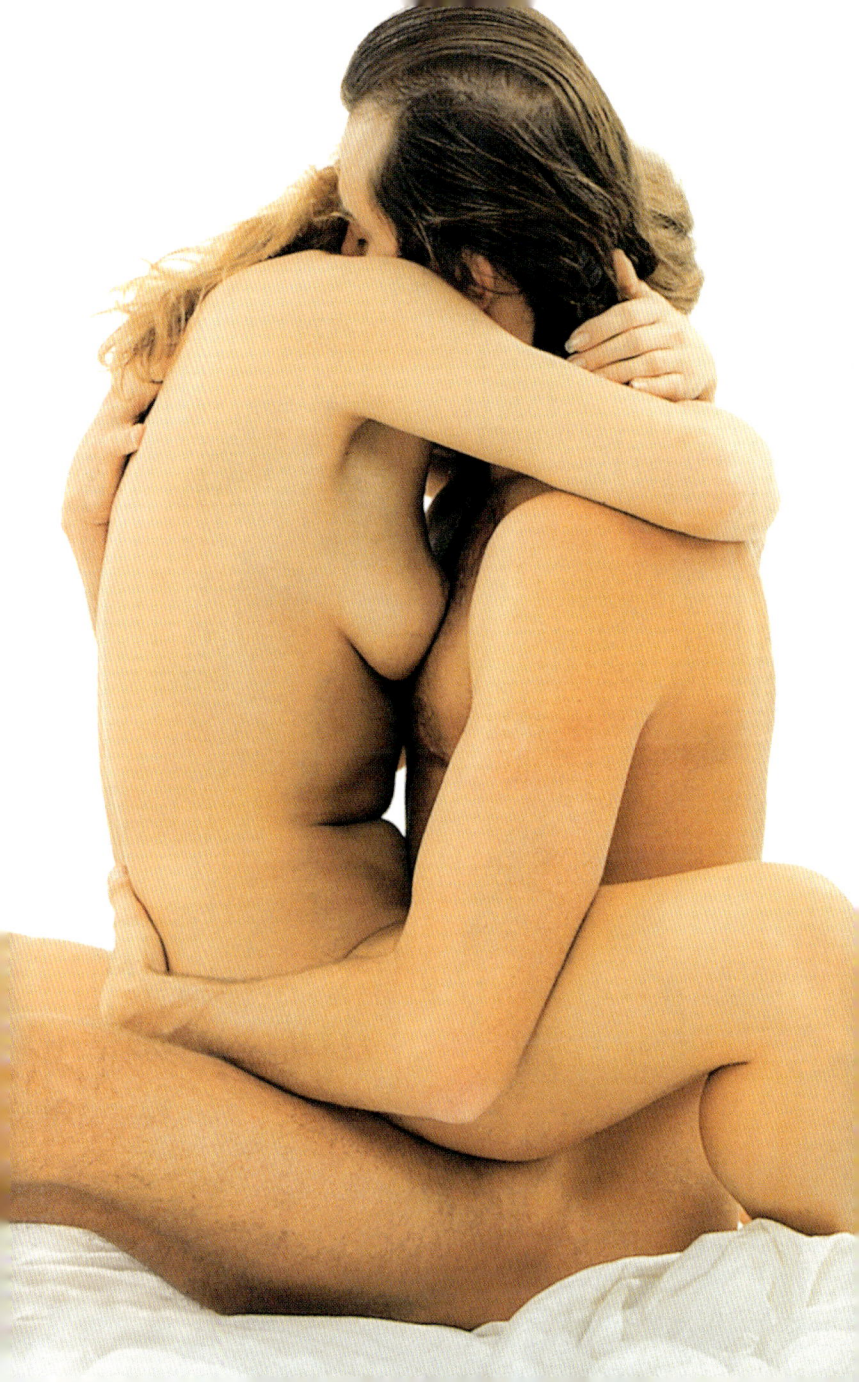

Stellungen im Sitzen

Im Sitzen können Sie sich an vielen erotischen Spielen erfreuen; er kann ihr Vergnügen erhöhen, indem er ihre Genitalien mit den Fingern liebkost, während sie seinen Penis umfasst.

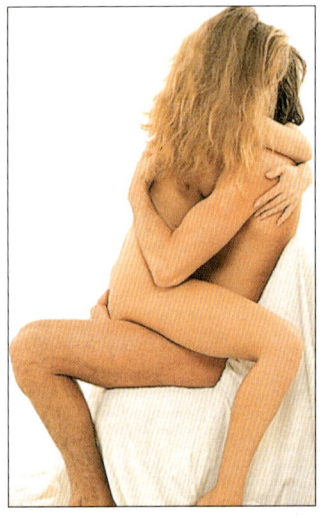 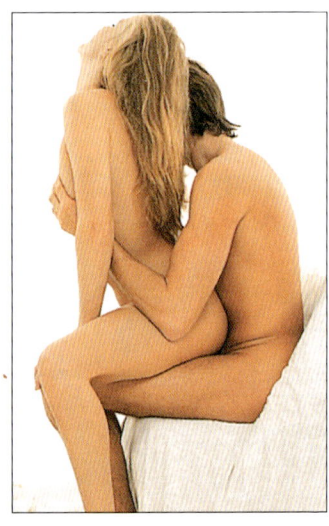

GESICHT ZU GESICHT

Gelenkige können aus dieser sehr erotischen Position eine Serie machen: Vom Sitzen gehen Sie in eine Stellung im Stehen über, dann in eine im Knien. Enden Sie mit einer Mann-oben-Stellung.

EINANDER ABGEWANDT

In dieser Stellung kann der Mann sich nicht viel bewegen, außer dass er ihre Brüste liebkosen kann. Die Frau kann ihr Gewicht auf ihm verringern und das Tempo vorgeben, indem sie sich nach vorne lehnt.

174

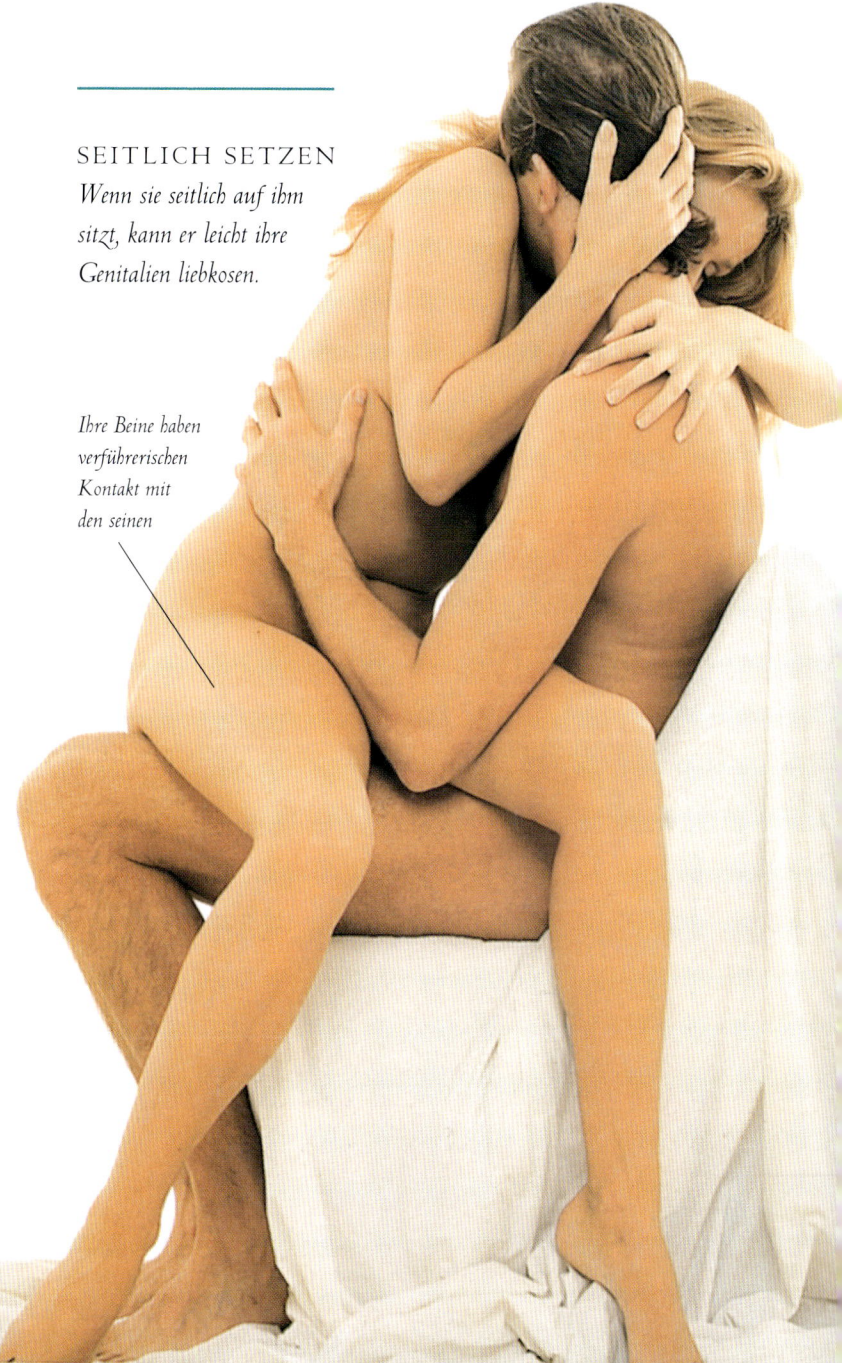

SEITLICH SETZEN

*Wenn sie seitlich auf ihm
sitzt, kann er leicht ihre
Genitalien liebkosen.*

*Ihre Beine haben
verführerischen
Kontakt mit
den seinen*

Von hinten

Der Mann kann in einer stehenden, sitzenden, knien-
den oder liegenden Position von hinten in die Vagina eindringen. Dabei muss er nicht dominant sein. In einigen Stellungen kann die Frau die Führung übernehmen
und das Tempo bestimmen.

ABGESTÜTZTES HÜNDCHEN

*In dieser Position können Sie die
Beine weit spreizen und einla-
dend Ihre Vagina präsentieren.*

*Stützen Sie sich mit den
Armen auf weiche Kissen*

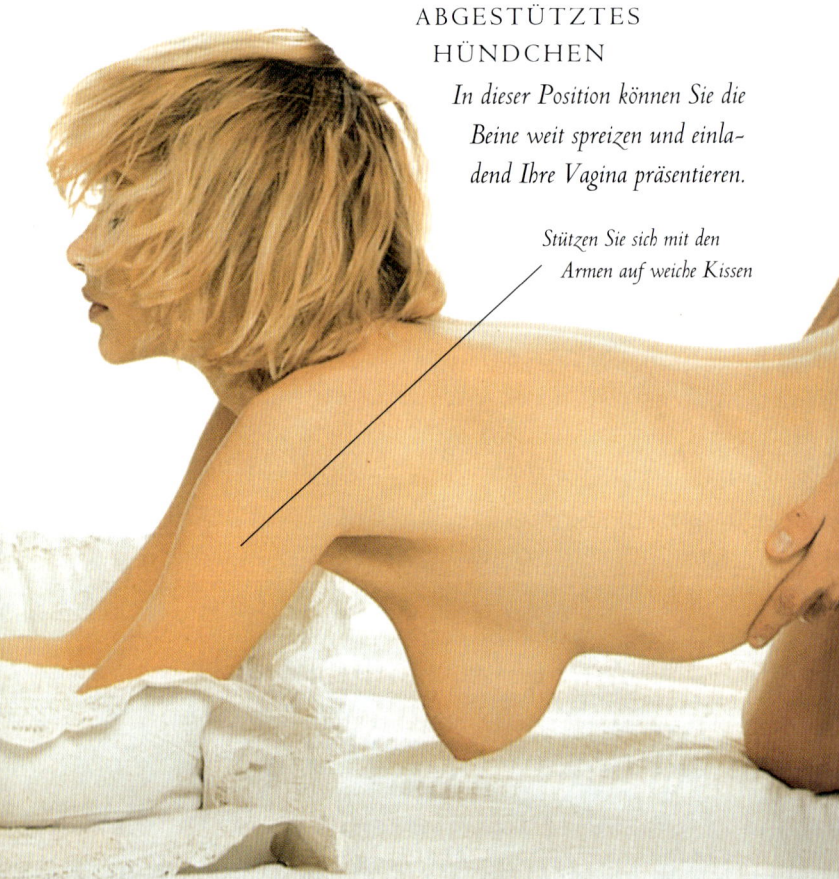

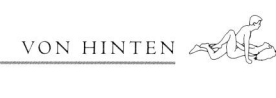

SITZEN AUF DEM
SCHOSS
*Lassen Sie sich auf Ihrem
sitzenden Partner nieder
und stützen Sie sich
mit den Armen ab.*

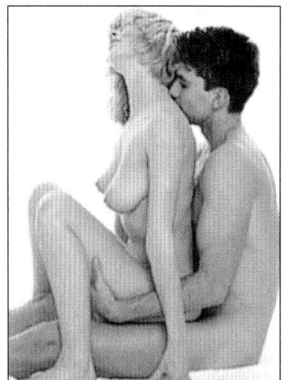

*Halten Sie Ihre
Partnerin und lehnen
Sie nicht Ihr ganzes
Gewicht auf sie*

*Heben Sie herausfor-
dernd Ihren Po und
spreizen Sie die Beine,
um einen erregenden
Anblick zu bieten*

SICH WENDENDER DRACHE

*Diese Position gestattet die höchst-
mögliche Penetration,
gehen Sie also
sehr behut-
sam vor.*

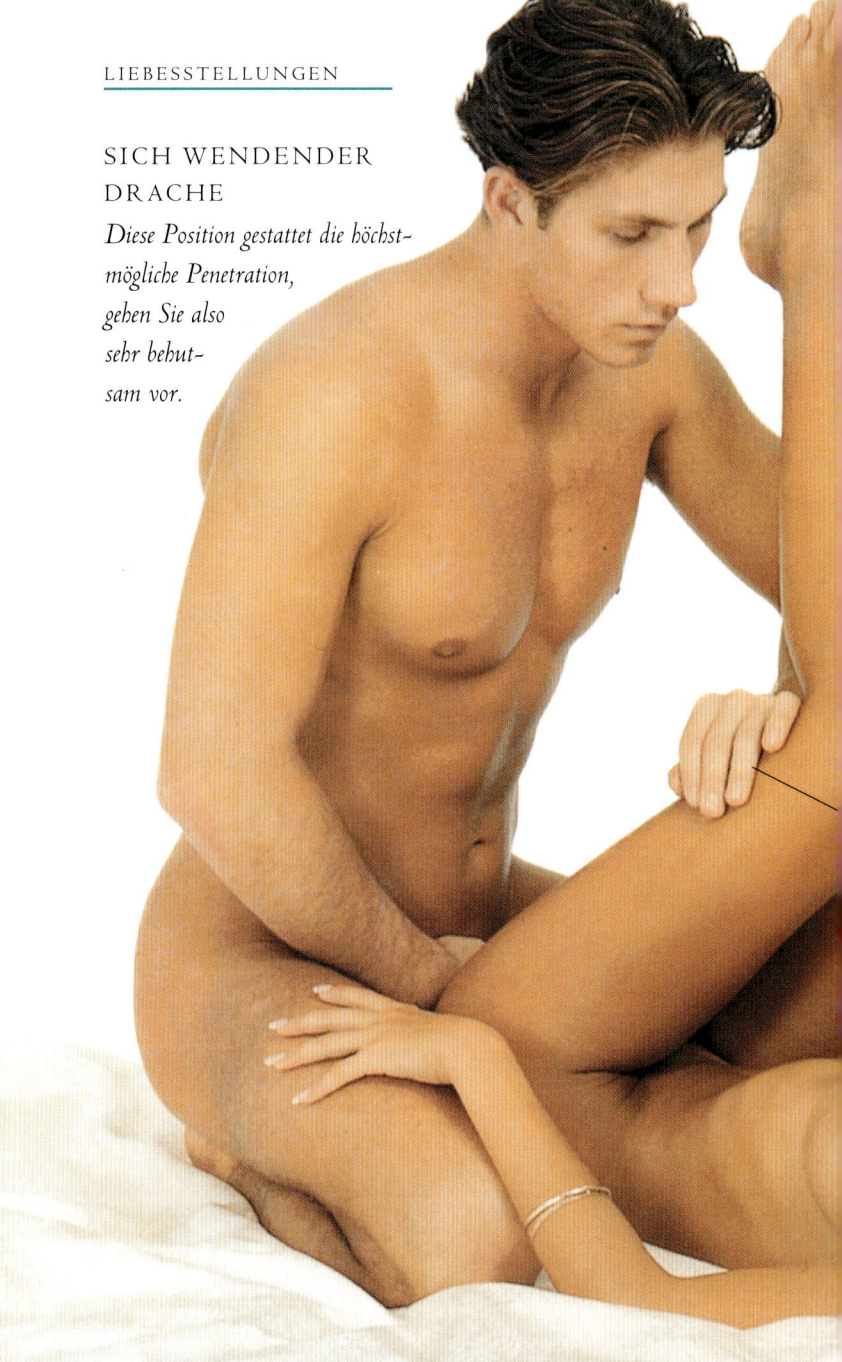

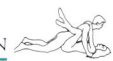

Tao-Stellungen

Das taoistische Buch *Tung Hsüan Tzu* enthält 26 Liebesstellungen. Da die Taoisten die körperliche Liebe
als eine Kunstform ansahen, wurde auch auf den ästheti-
schen Genuss geachtet. Viele der Techniken sind unge-
wöhnlich, aber ein großes visuelles Vergnügen.

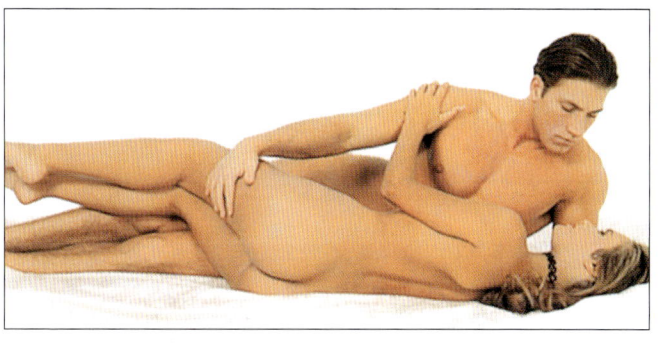

*Unterstützen
Sie ihre Beine*

ZWEI FISCHE

*Wie zwei Fische, die beim Laichen ihre
Schwänze umeinander winden, liegt das
Paar Seite an Seite. Nach dem Eindringen
hebt er ihre Beine auf die seinen.*

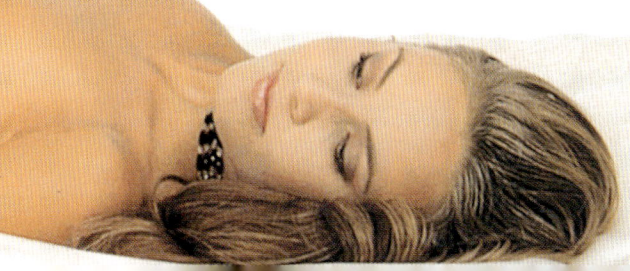

MANDARINENTEN

Der Name stammt von der Paarung der Mandarinenten. Seite an Seite liegend, dringt der Mann von hinten ein, was ihm ein freies Stoßen gestattet.

Das Eindringen von hinten hat etwas Heimliches und Verführerisches an sich, vor allem, wenn sie es nicht erwartet. Zum Beispiel können Sie sie so auf überraschende und erotische Art aufwecken.

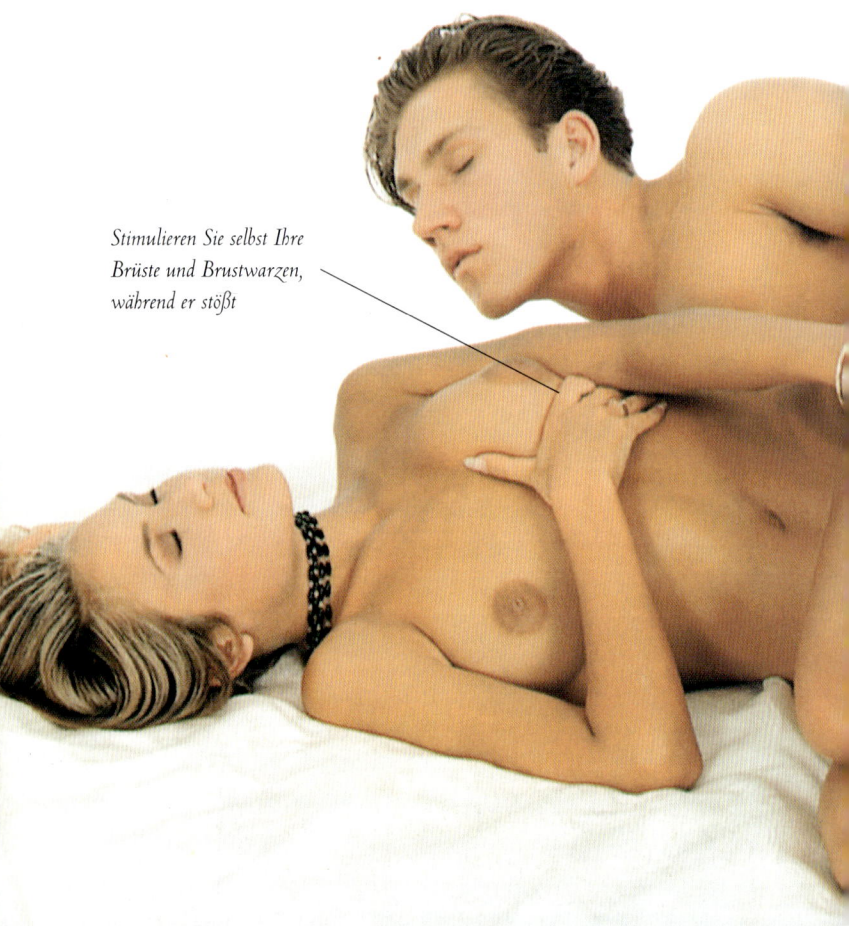

Stimulieren Sie selbst Ihre Brüste und Brustwarzen, während er stößt

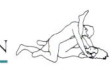

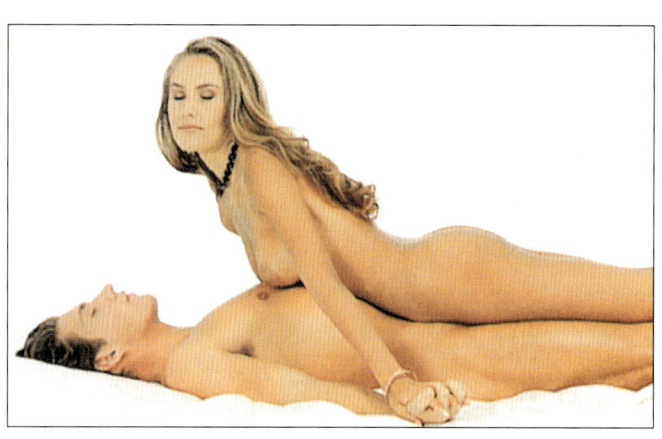

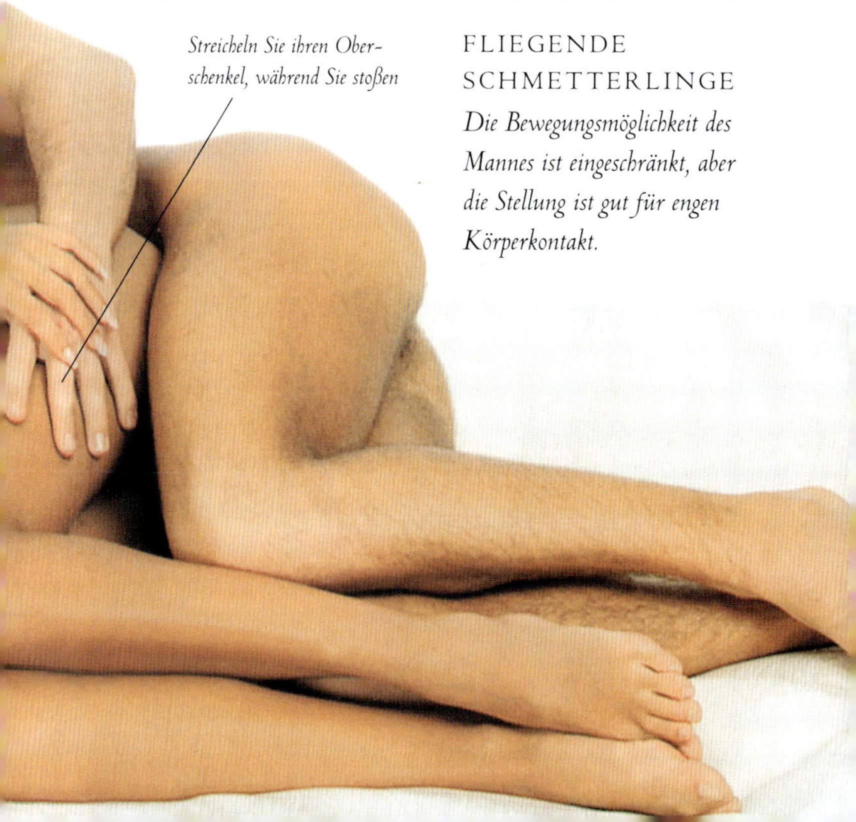

Streicheln Sie ihren Ober-
schenkel, während Sie stoßen

FLIEGENDE
SCHMETTERLINGE

Die Bewegungsmöglichkeit des
Mannes ist eingeschränkt, aber
die Stellung ist gut für engen
Körperkontakt.

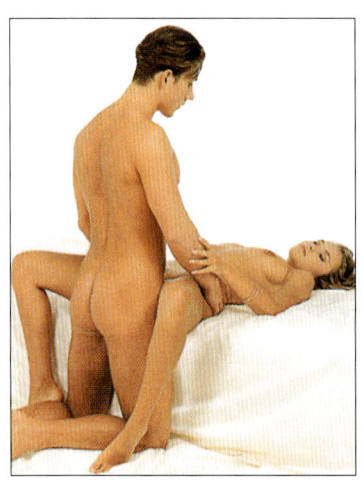

FLIEGENDE SEEMÖWEN

Bei den meisten Mann-oben-Stellungen dringt der Penis nach unten in die Vagina ein, aber hier sind beide parallel, sodass das Scheideninnere einmal anders stimuliert wird.

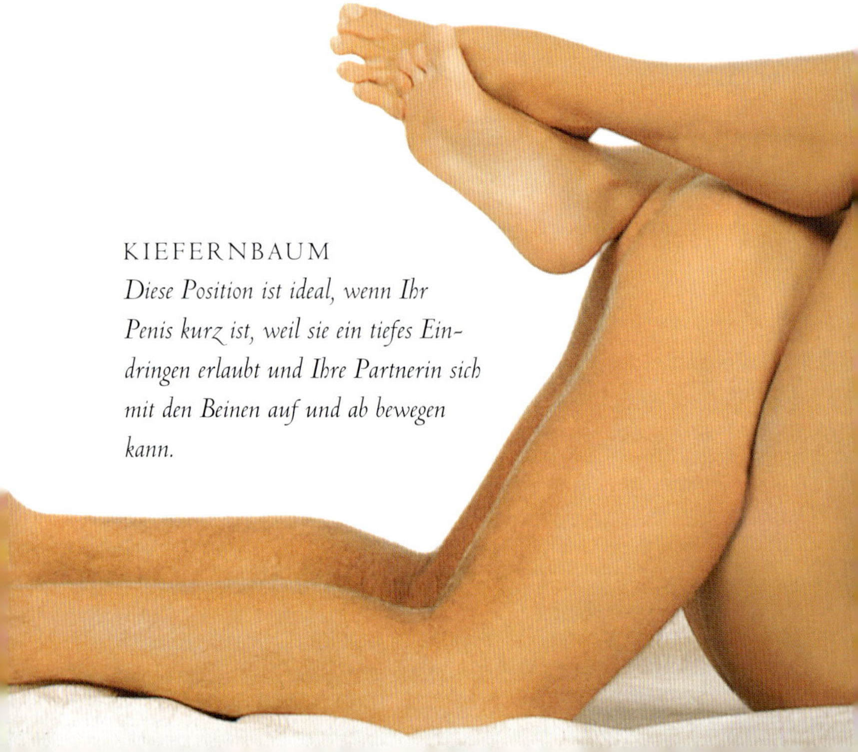

KIEFERNBAUM

Diese Position ist ideal, wenn Ihr Penis kurz ist, weil sie ein tiefes Eindringen erlaubt und Ihre Partnerin sich mit den Beinen auf und ab bewegen kann.

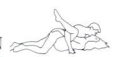

GALOPPIERENDES PFERD

Wie sich ein Reiter ohne Sattel an Mähne und Schwanz des Pferdes fest-hält, halten Sie sich beim Stoßen an ihrem Hals und Fuß fest.

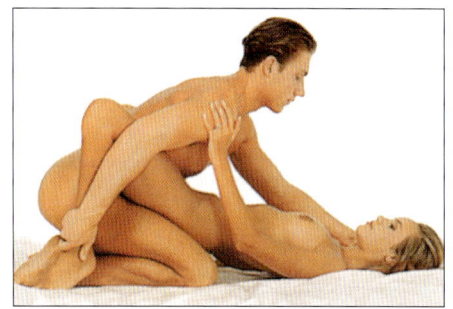

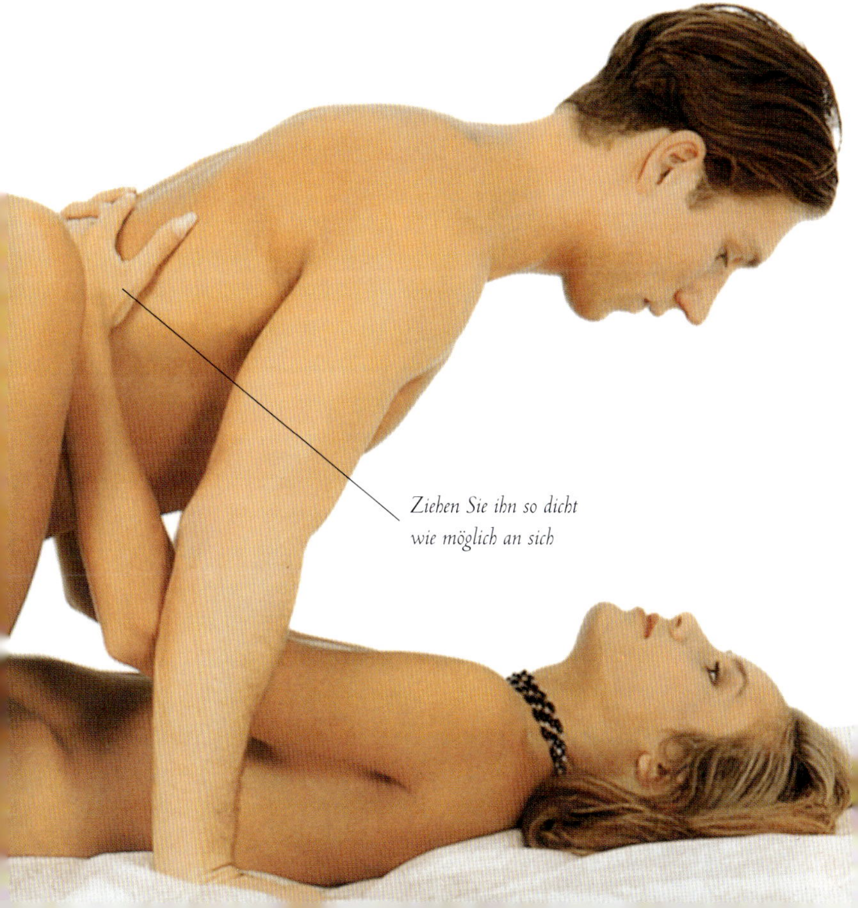

Ziehen Sie ihn so dicht wie möglich an sich

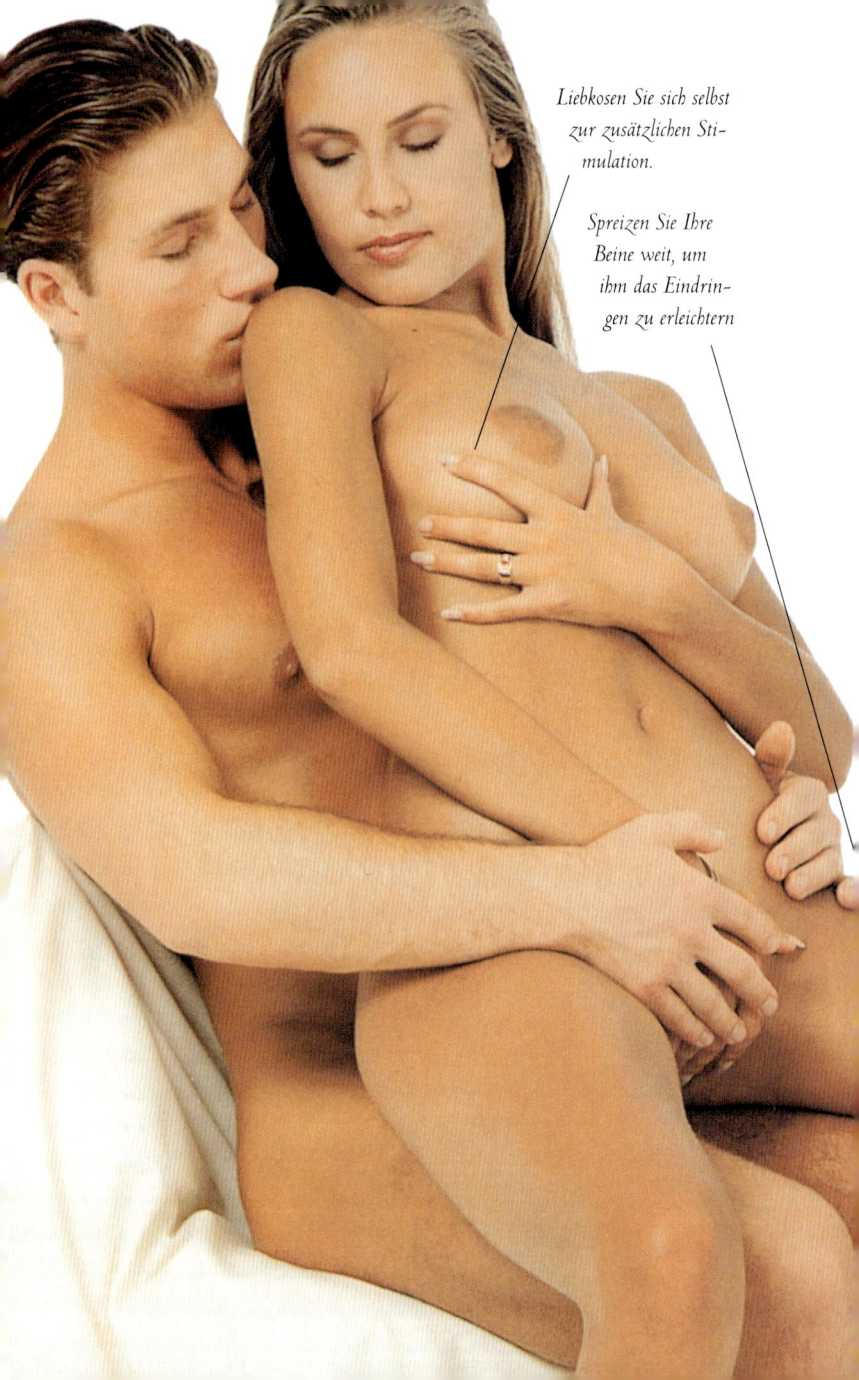

Liebkosen Sie sich selbst zur zusätzlichen Stimulation.

Spreizen Sie Ihre Beine weit, um ihm das Eindringen zu erleichtern

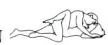

ZIEGE UND BAUM

Zwar kann der Mann sich nicht viel bewegen, seine Hände sind jedoch frei, um Gesicht, Brust und Klitoris der Frau zu streicheln. Dies ist sehr wichtig, weil in dieser Stellung die Frau sonst nur schwer zum Orgasmus kommt.

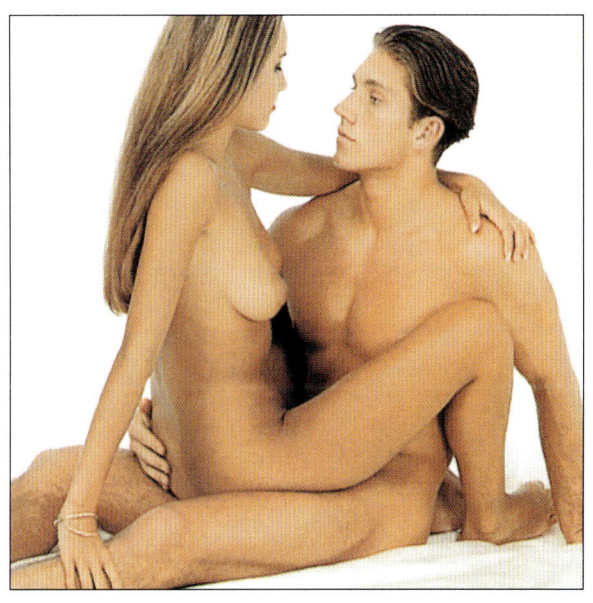

PHÖNIX SPIELT IN ROTER HÖHLE

Das Bildhafte dieses Namens spielt auf die tiefe Penetration an, die diese Stellung erlaubt.

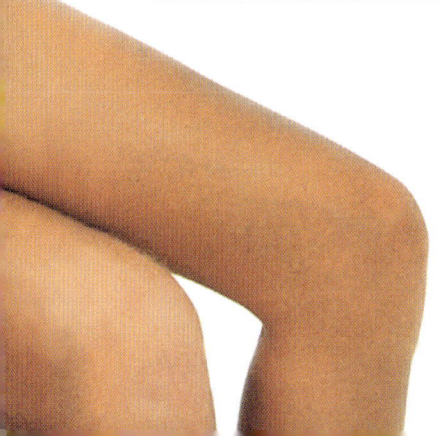

185

Exotische Techniken

Die meisten Liebesstellungen in diesem Kapitel sind von einem Handbuch mit dem Titel *Der Garten der Wohlgerüche (The Perfumed Garden)* inspiriert. Es entstand in der Männergesellschaft Nordafrikas im 15. Jahrhundert und zielte hauptsächlich darauf ab, Männern zu zeigen, wie sie ihr sexuelles Vergnügen steigern können. Viele der sehr exotischen Techniken können jedoch die Erfahrung beider Partner vertiefen und auch Ihr Repertoire bereichern.

Liebe erwecken
In *The Perfumed Garden* wird die Wichtigkeit betont, in der Frau die Liebe zu erwecken. Das gilt natürlich auch heute noch für jeden Liebhaber.

SCHLINGPFLANZEN
Seitenstellungen erleichtern einen verlän-gerten Geschlechtsverkehr. Sie um-schlingt ihn mit den Beinen.

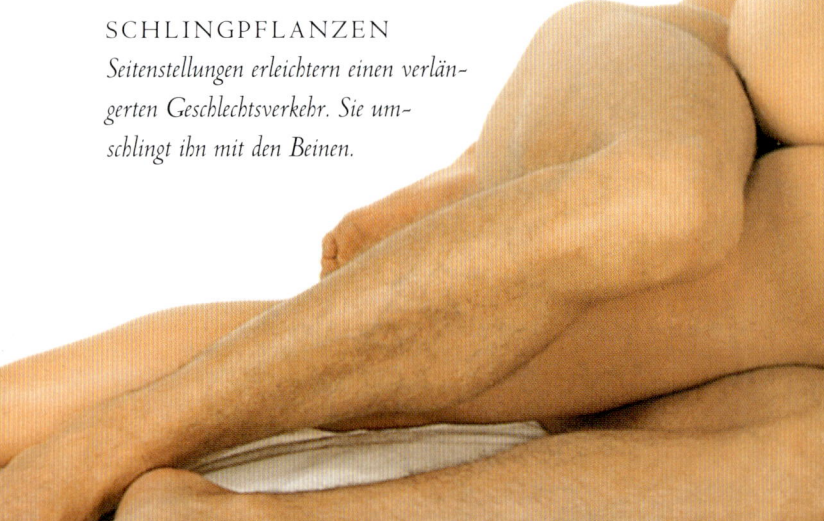

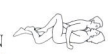

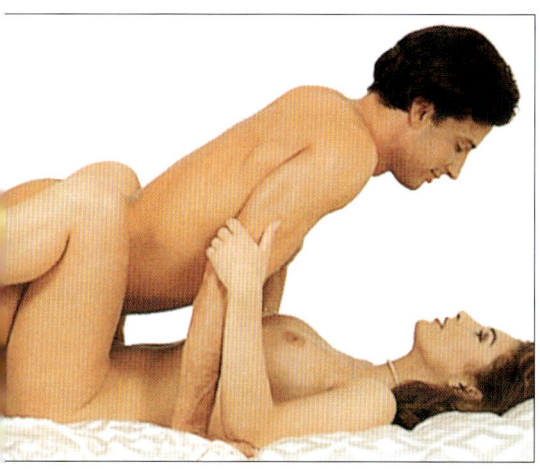

DIE ERSTE STELLUNG

In dieser Stellung kann ein Mann mit langem Penis die Tiefe des Stoßes korrigieren, um der Frau nicht wehzutun.

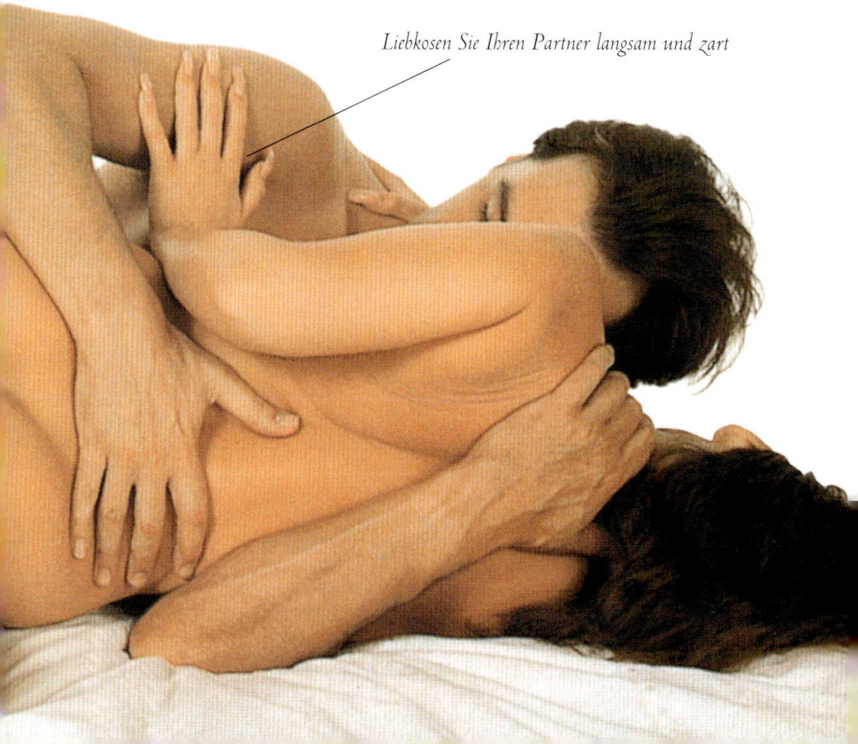

Liebkosen Sie Ihren Partner langsam und zart

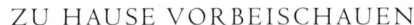

ZU HAUSE VORBEISCHAUEN

Die Frau liegt auf dem Rücken, spannt ihren Po an und hebt ihn hoch, dreht ihre Hüften und bewegt sie auf und nieder. Ihr Partner folgt ihren Bewegungen, damit er nicht hinausrutscht.

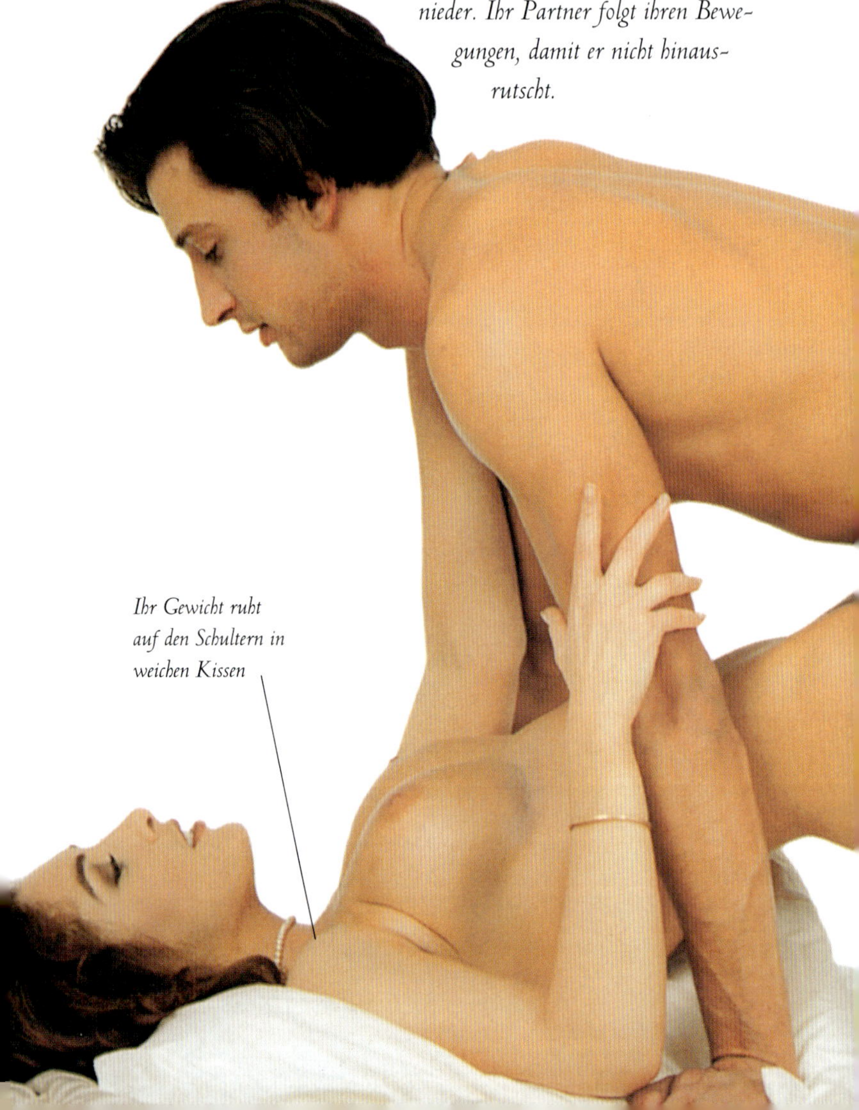

Ihr Gewicht ruht auf den Schultern in weichen Kissen

FROSCH-STELLUNG

Diese Stellung ist außergewöhnlich. Beide können sich kaum bewegen, fühlen sich jedoch sicher und einander nahe.

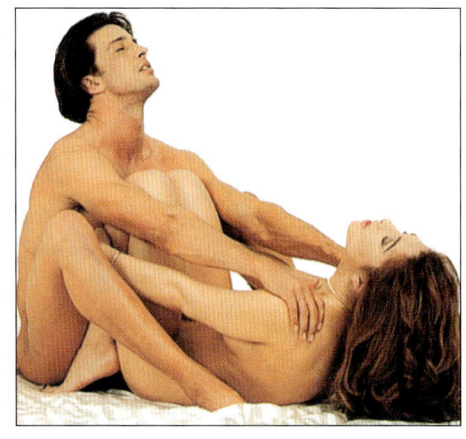

Übereinstimmung
Je mehr Sie sich lieben und verschiedene Stellungen ausprobieren, desto mehr sexuelle Übereinstimmung werden Sie erreichen. Sie werden selbstbewusster und ausgefüllter.

Spannen Sie Po und Oberschenkel an, während Sie hoch stoßen

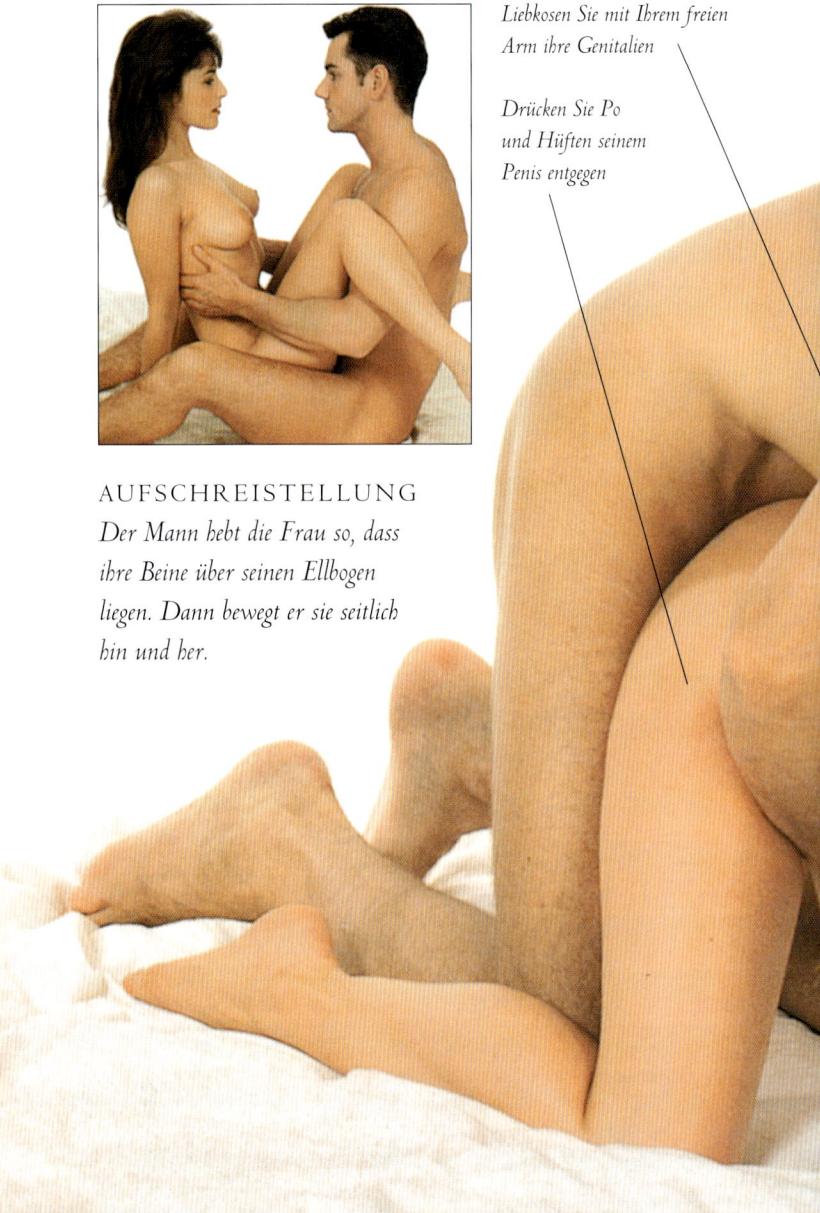

Liebkosen Sie mit Ihrem freien Arm ihre Genitalien

Drücken Sie Po und Hüften seinem Penis entgegen

AUFSCHREISTELLUNG

Der Mann hebt die Frau so, dass ihre Beine über seinen Ellbogen liegen. Dann bewegt er sie seitlich hin und her.

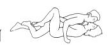

DIE SECHSTE STELLUNG

Der Vorteil beim Eindringen von hinten ist, dass er leicht ihre Klitoris erreichen und bis zum Orgasmus stimulieren kann.

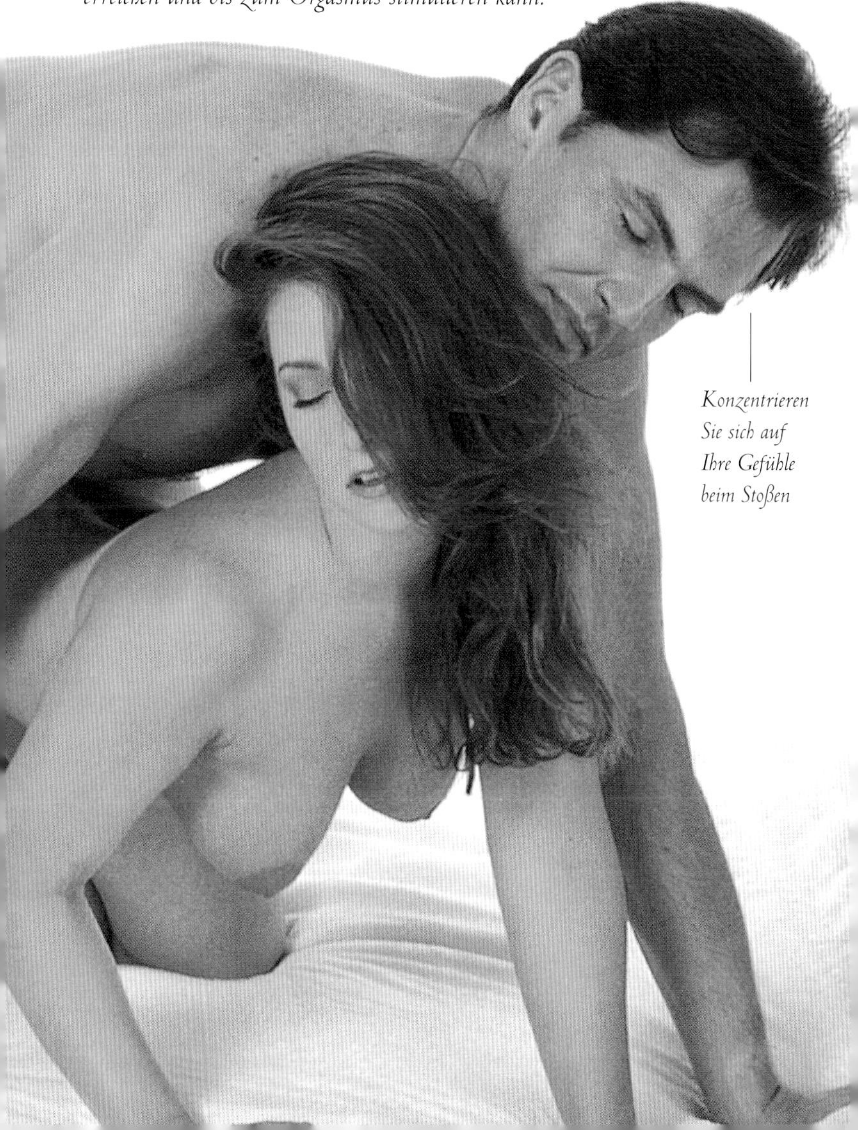

*Konzentrieren
Sie sich auf
Ihre Gefühle
beim Stoßen*

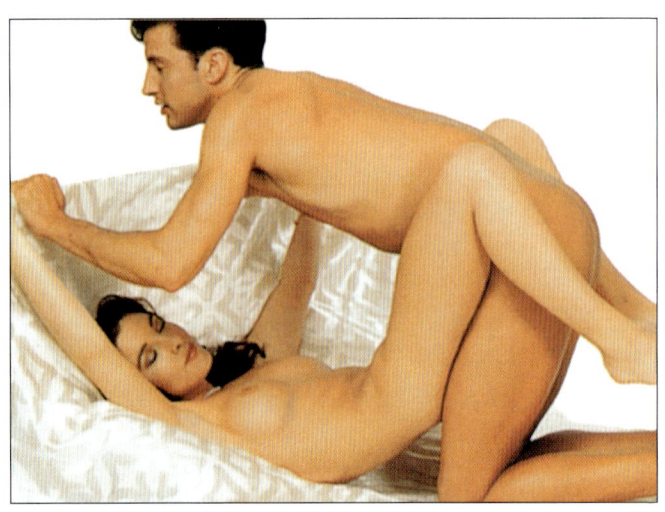

DIE ZEHNTE STELLUNG

*In dieser Stellung ist die Frau dominant. Sie bestimmt die Bewegung,
und er nimmt ihren Rhythmus auf.*

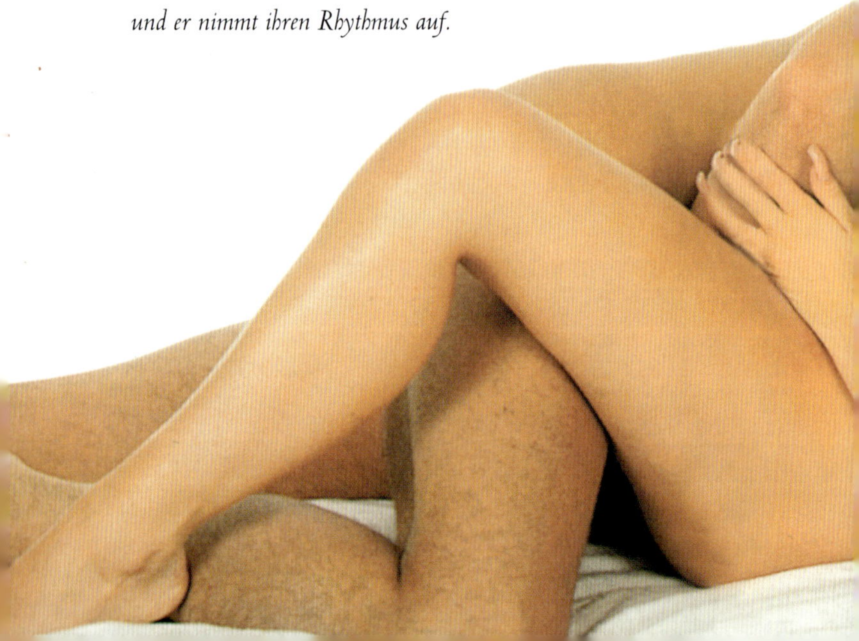

Bewegungen der Liebe

Alle in *The Perfumed Garden* beschriebenen Stellungen beruhen auf elf verschiedenen Formen des Eindringens, die möglichst viel Abwechslung schaffen sollen.

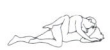

DEN GENUSS VERLÄNGERN

Die Missionarsstellung wird variiert, indem der Mann seine Hoden nach unten zieht, um so seinen Orgasmus zu kontrollieren und den Geschlechtsverkehr zu verlängern.

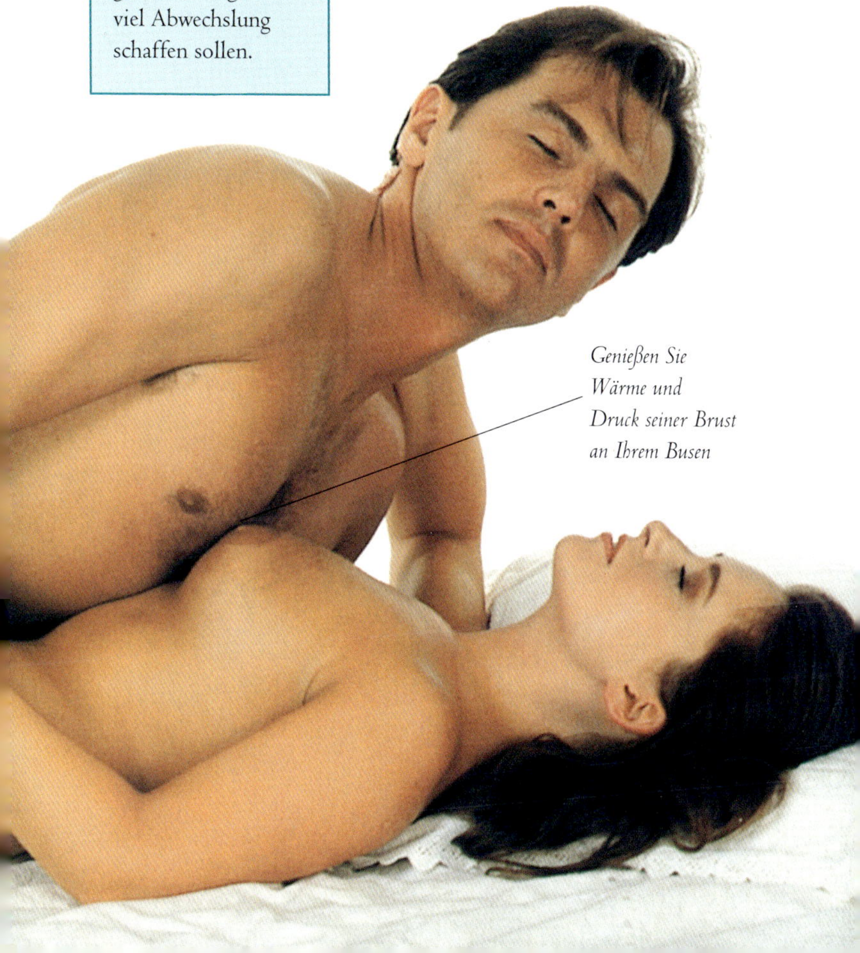

Genießen Sie Wärme und Druck seiner Brust an Ihrem Busen

Stimulierung für ihn

Während des Geschlechtsverkehrs kann die Frau die Gefühle ihres Partners steigern, indem sie ihn mit Händen und Fingern zusätzlich erregt. Sie können sich dazu an dem orientieren, was Sie bereits über die gegenseitige Stimulierung mit der Hand gelesen haben.

Gegenseitige Masturbation beim Sex

Beim Sex ist die Möglichkeit der Frau eingeschränkt, da sie bei der Penetration seinen Penis nicht ganz umgreifen kann. Wissen Sie jedoch, dass ihn eine spezielle Berührung verrückt macht, versuchen Sie, diese einzubeziehen.

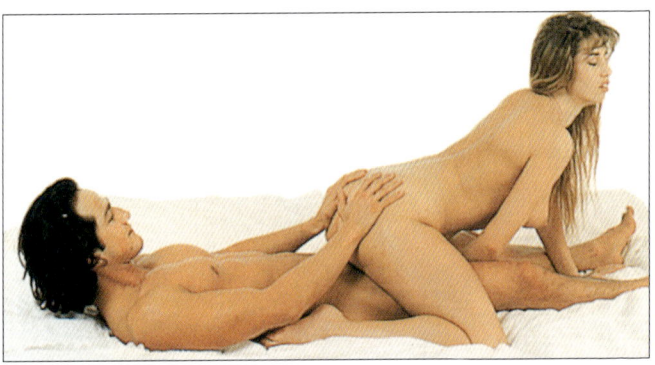

DOPPELTES VERGNÜGEN
Wenn Sie rittlings mit dem Rücken zu ihm auf Ihrem Partner sitzen, können Sie leicht seinen unteren Penis drücken, während er stößt.

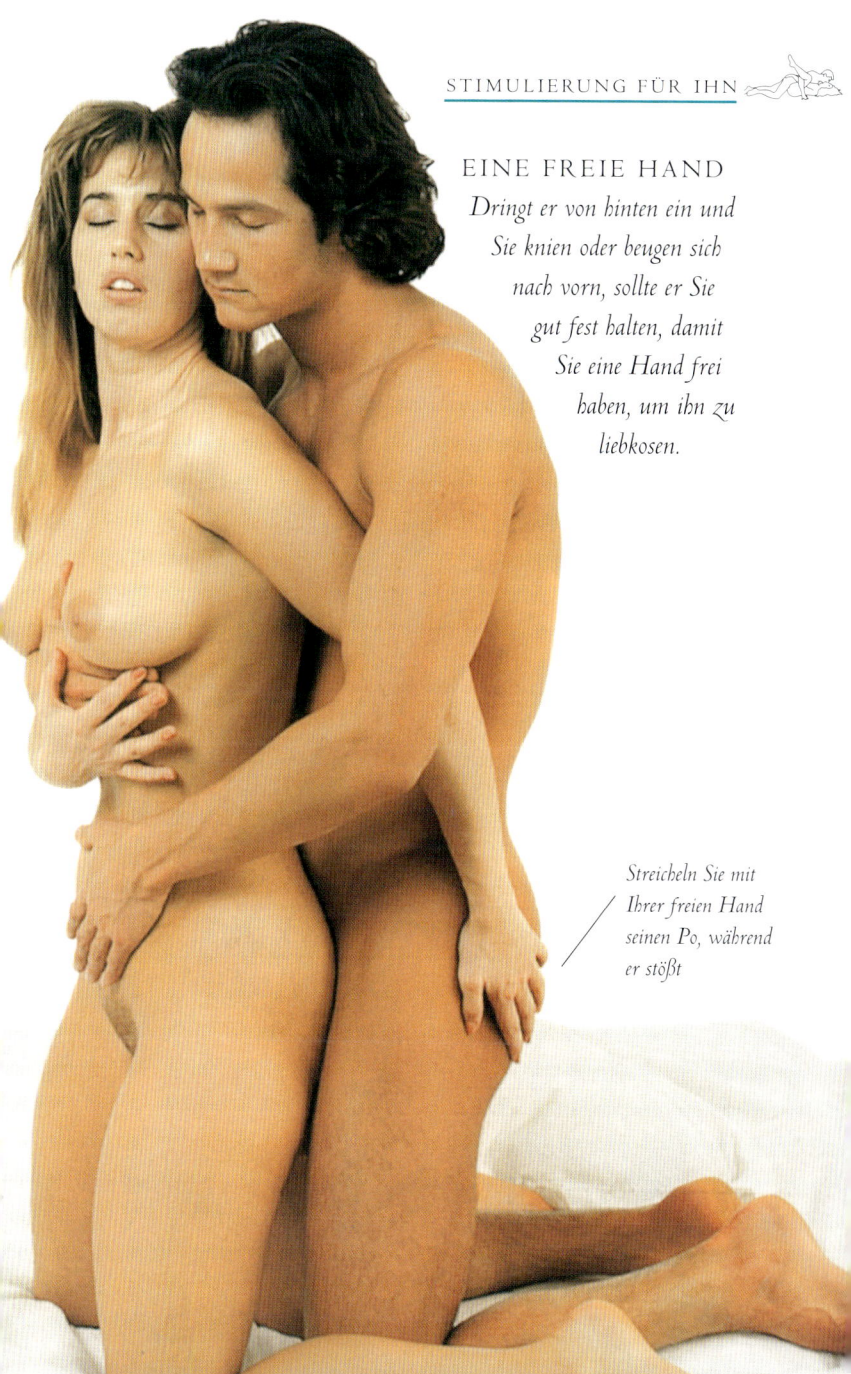

EINE FREIE HAND

Dringt er von hinten ein und
Sie knien oder beugen sich
nach vorn, sollte er Sie
gut fest halten, damit
Sie eine Hand frei
haben, um ihn zu
liebkosen.

Streicheln Sie mit
Ihrer freien Hand
seinen Po, während
er stößt

Gesteigertes Vergnügen

Guter Sex kann zu fantasti-
schem Sex werden, wenn Sie
den puren Geschlechtsver-
kehr mit sinnlicher Hand-
massage ergänzen. Es gibt
viele Stellungen, die Hand-
Genital-Kontakt ermögli-
chen, und natürlich können Sie
auch andere Körperstellen erreichen,
die die Erregung steigern.

*Drücken Sie seinen
Penis, während er stößt*

KNIEN

*Wenn Ihr Partner über Ihnen kniet,
können Sie leicht an seinen Penis gelangen
und ihn massieren.*

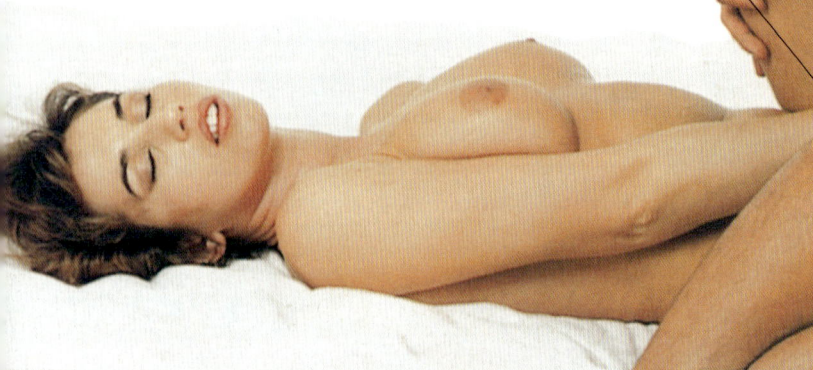

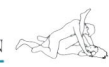

EIN INTIMES VERGNÜGEN

Wenn Sie auf Ihrem Partner sitzen, können Sie nach hinten greifen,

*seinen After mit
der Fingerspitze
umkreisen und
seinen Damm
stimulieren.*

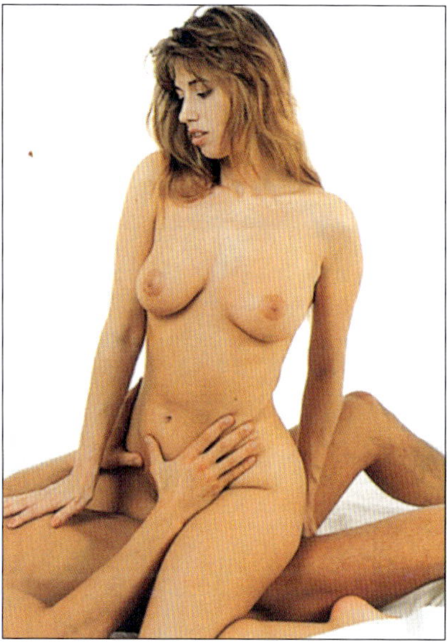

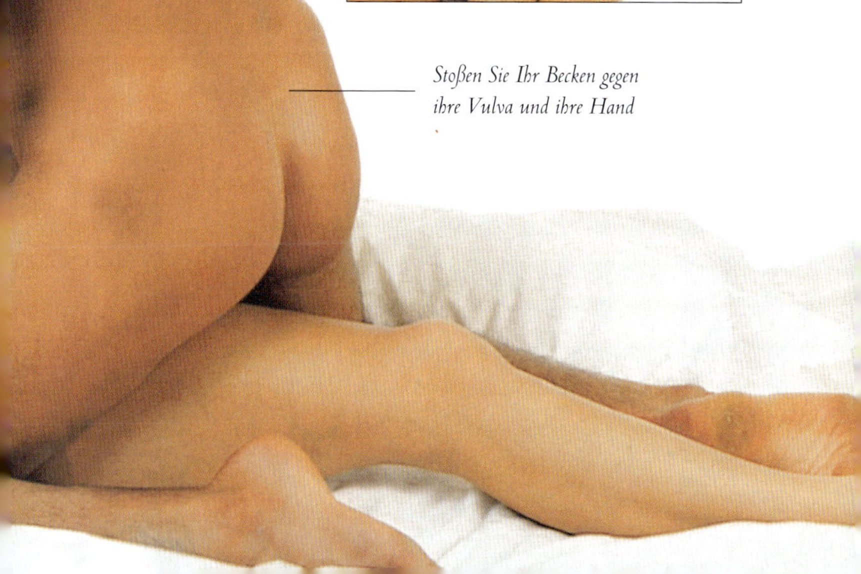

*Stoßen Sie Ihr Becken gegen
ihre Vulva und ihre Hand*

Stimulierung für sie

F ür viele Frauen kommt die sexuelle Stimulierung nicht allein durch Geschlechtsverkehr zu Stande. Bereiten Sie ihr zusätzlich den Genuss manueller Stimulierung, und ihr Orgasmus wird umso besser. Fragen Sie sie, was sie anturnt, und massieren Sie ihre Genitalien so, wie sie es mag. Aber vernachlässigen Sie nicht den Rest ihres Körpers. Die beste erotische Massage hat ihren Höhepunkt bei den Genitalien, anstatt dort zu beginnen.

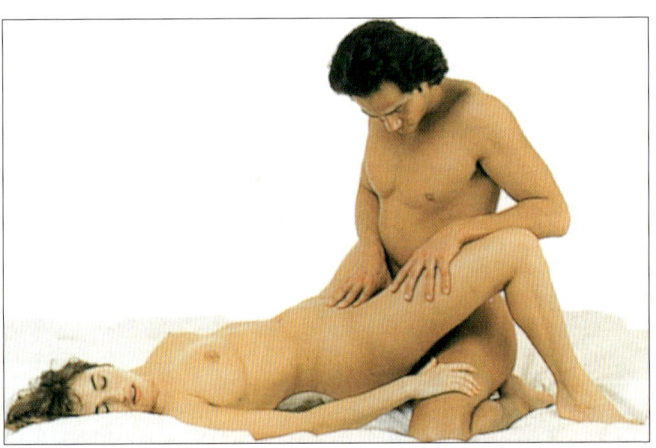

WECHSELN SIE AB

Liebkosen und stimulieren Sie nicht nur die Genitalien Ihrer Partnerin — streicheln Sie zum Beispiel ihren Bauch und fahren Sie zart mit den Fingern über die Innenseite ihrer Oberschenkel.

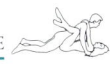

KLITORIS-
STIMULIERUNG

*Vor allem in dieser Liebesstellung
sollten Sie ihre Klitoris massieren.
Dabei hat jede Frau ihre Vorlieben,
achten Sie also darauf, ihr zu geben,
was sie besonders mag.*

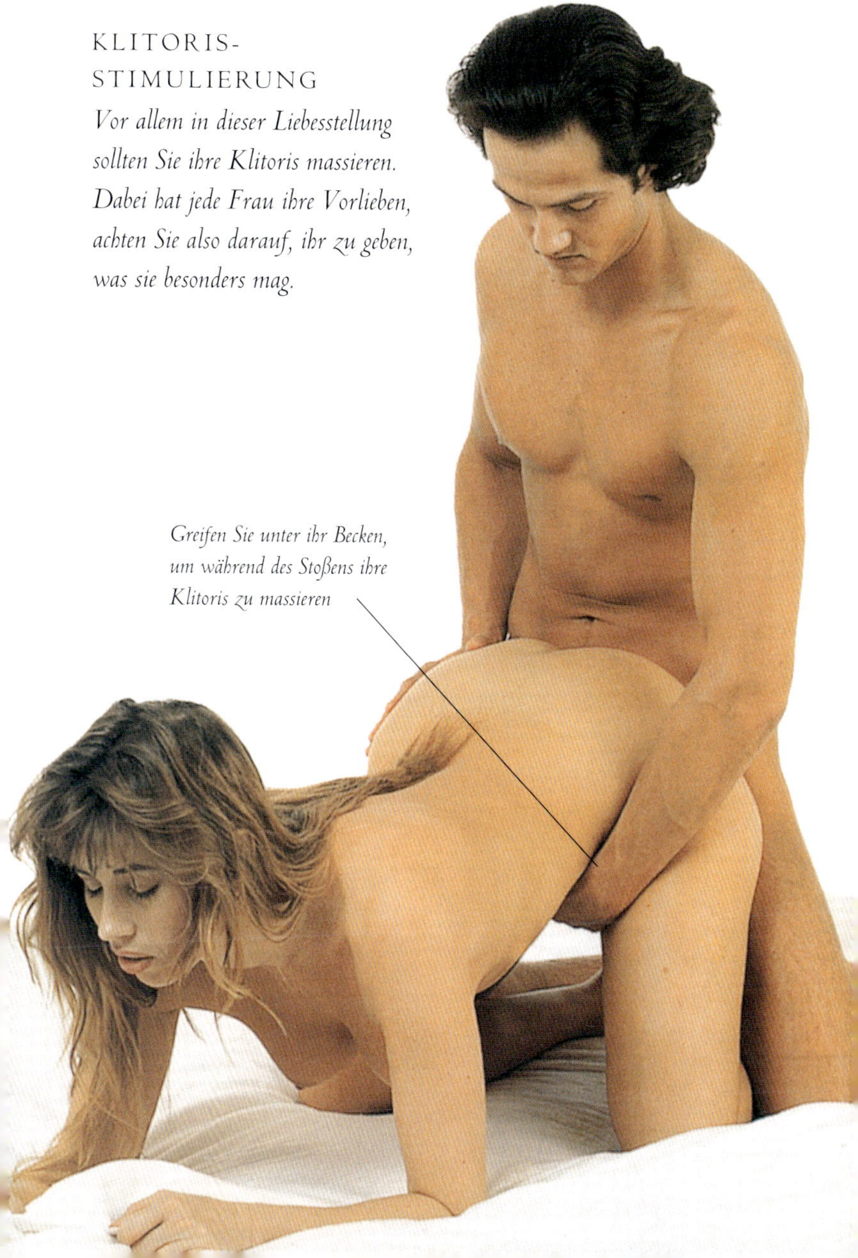

*Greifen Sie unter ihr Becken,
um während des Stoßens ihre
Klitoris zu massieren*

EROTISCHE BEWEGUNG

Die Stellungen, in denen Sie von hinten eindringen, werden interessan-
ter, wenn Sie Ihre Hüften beim Stoßen kreisen lassen. Ihr Penis reibt
dann an den Wänden der Vagina, und Ihre
Partnerin hat vielfältige neue Gefühle.

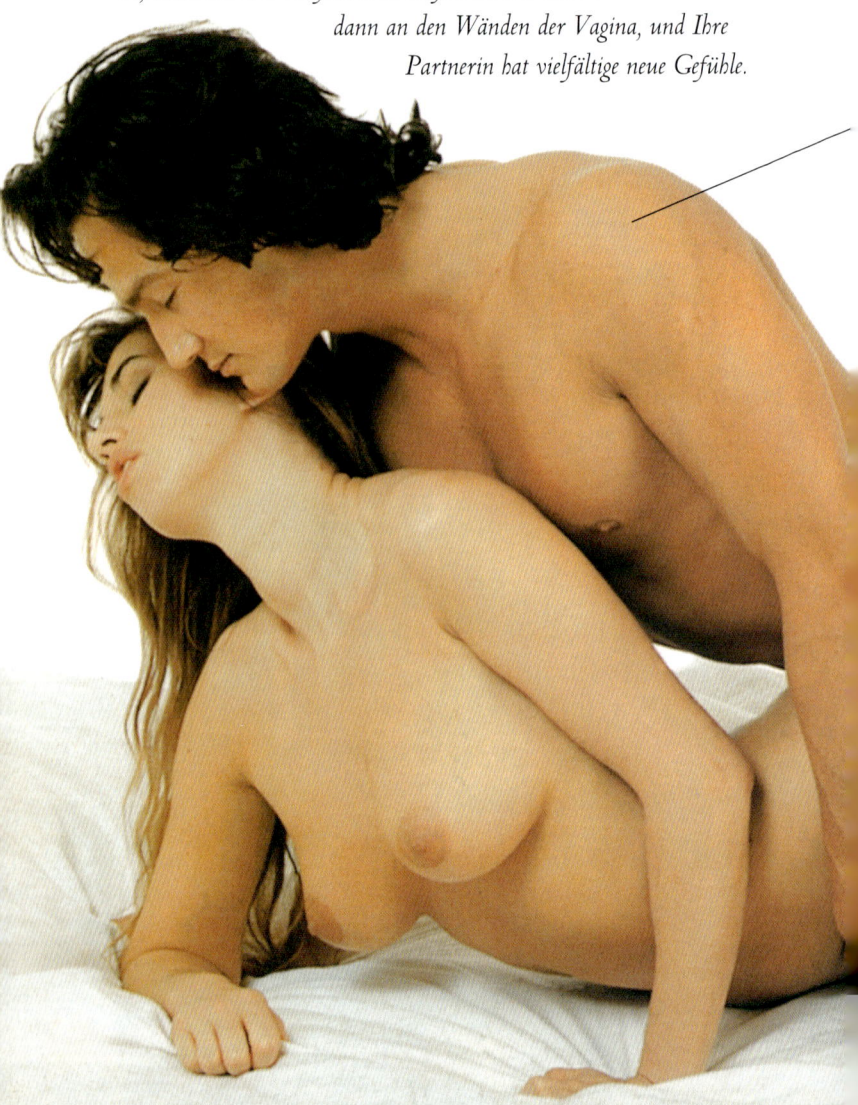

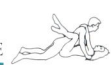

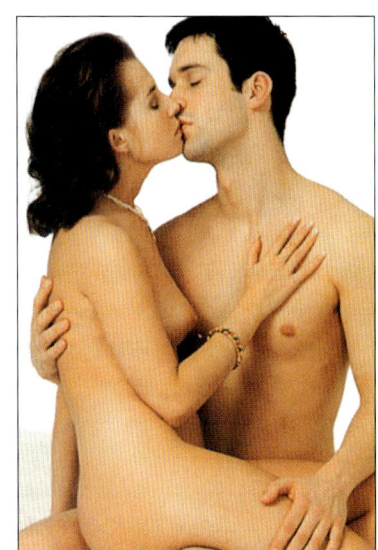

Lehnen Sie sich nach vorn, um Hautkontakt zu behalten

LIEBEVOLLE HÄNDE

In Liebesstellungen, bei denen Ihre Partnerin auf Ihrem Schoß sitzt, haben Sie beide Hände frei und können sie während des Geschlechtsver- kehrs streicheln und liebkosen.

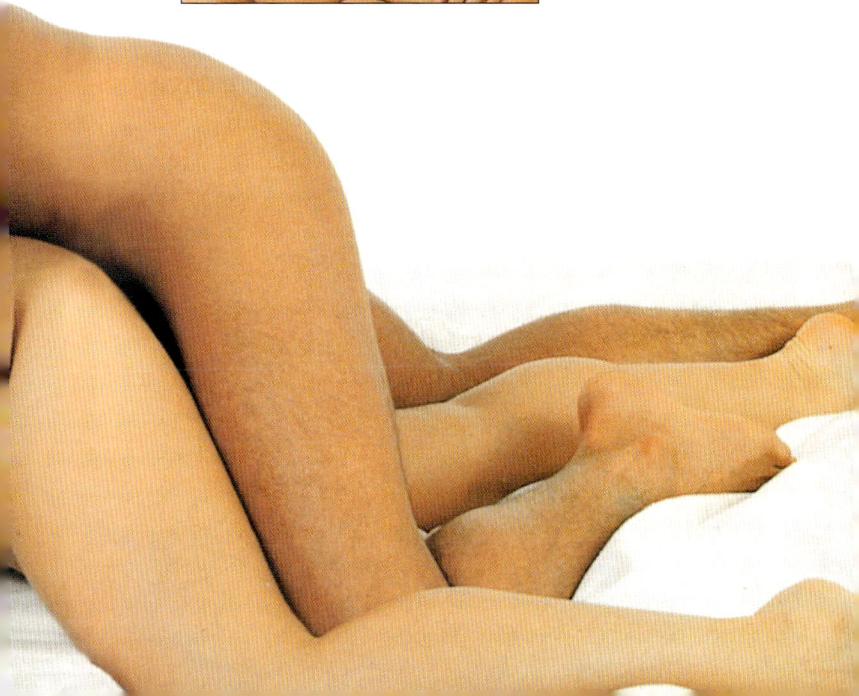

Safer Sex

Der Begriff Safer Sex beschreibt sexuelle Handlungen, bei denen die Gefahr einer HIV-Infektion und damit einer Aids-Erkrankung nicht besteht. Als Safer Sex wird jede Form der sexuellen Handlung angesehen, bei der keine Körperflüssigkeiten ausgetauscht werden, da dies der normale Weg ist, auf dem HIV übertragen wird.

Safer Sex-Techniken

Sie können das Infektionsrisiko verringern, wenn:

♦ Sie ein Kondom benutzen,
♦ Sie sich stimulieren, ohne dass der Penis eindringt,
♦ Sie oralen Sex machen; aber beachten Sie, dass beim oralen Sex ein geringes Infektionsrisiko bleibt.

SICHERES VERGNÜGEN
Safer Sex muss nicht langweilig, sondern kann äußerst genussvoll sein.

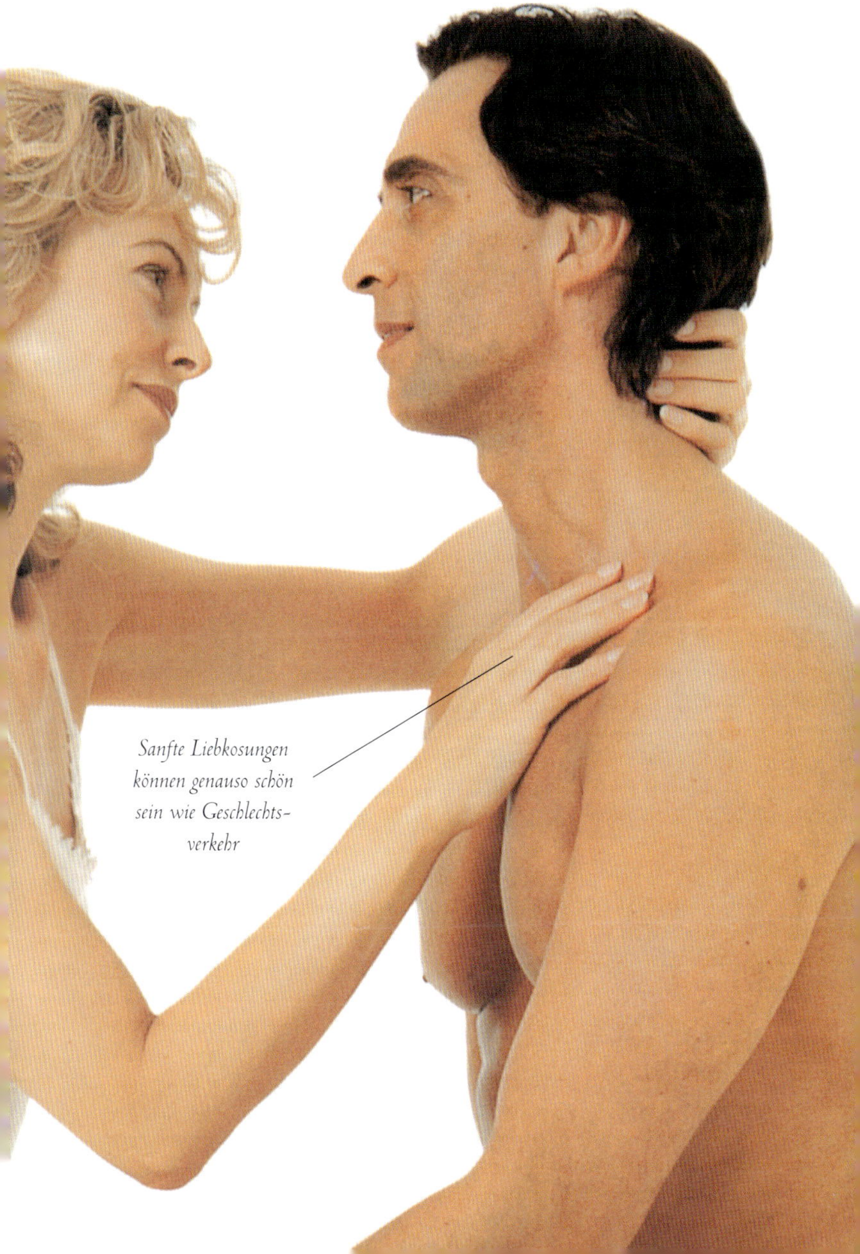

*Sanfte Liebkosungen
können genauso schön
sein wie Geschlechts-
verkehr*

Energie abschöpfen

Natürlich hoffe ich, das Sie sich im Allgemeinen an einem vollen erotischen Programm erfreuen können – vom Küssen über eine sinnliche Massage und gegenseitige Masturbation bis zum Geschlechtsverkehr. Wenn dieser jedoch aus irgendeinem Grund nicht infrage kommt oder der Masseur nicht Ihr Geliebter ist, können Sie die zwischen Ihnen erzeugte Energie durch die folgende Technik wieder auflösen.

Energie zerstreuen

Eines der großen Geheimnisse der Massage ist das Energie-Abschöpfen. Dabei wird ohne Körperberührung die Energie aus den Extremitäten hinausmassiert. Es mag sich unglaublich anhören, aber es funktioniert. Diese Technik macht jedem Ungläubigen die Existenz von Körperenergie deutlich. Man fühlt tatsächlich seinen Körper leichter werden, während die Energieschicht schwindet. Es ist ein außerordentliches Gefühl.

SPÜREN SIE DIE ENERGIE
Wenn Sie Ihre Hände über seinen Körper halten, werden Sie die angehäufte Energie aufsteigen spüren.

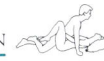

Die Abschöpf-Technik

1 Halten Sie die Hände ein paar Zentimeter über den Körper des Partners.

2 Stellen Sie sich die Energie wie einen Dunst über seinem Körper vor. Gleiten Sie mit beiden Händen über die Glieder und streichen Sie die Energie aus den Extremitäten hinaus, aus den Fingerspitzen, den Zehen, aus dem Kopf. Keine Berührung!

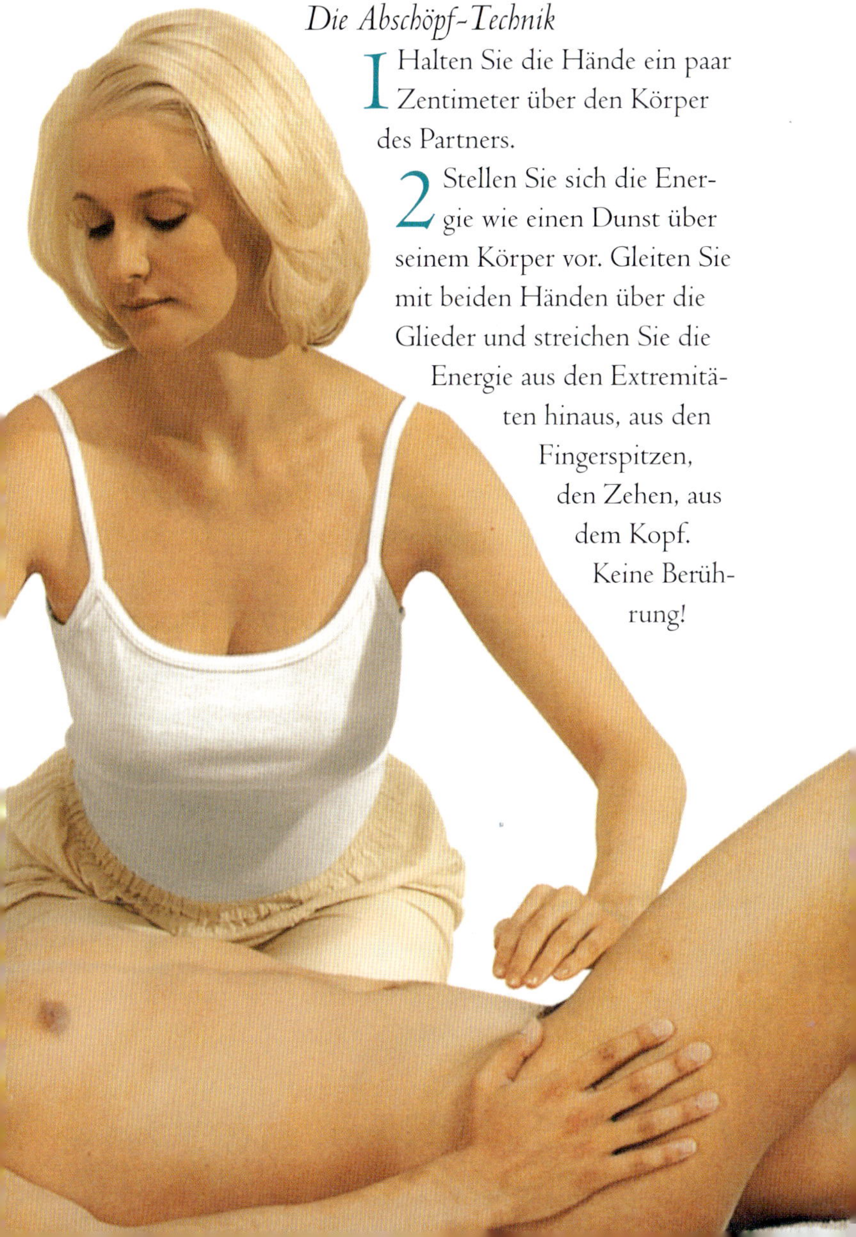

Sinnliche Meditationen

Ich lernte in den 70er Jahren in San Francisco bei dem Massagemeister Kenneth Ray Stubbs, dass es bei einer Massage genau wie bei einem sexuellen Beisammensein wichtig ist, sich schön zu fühlen. Dazu trägt bei, wenn man sich schöne Dinge vorstellt. Stubbs begann seine Sitzungen mit Flöten- musik und führte seine willigen Opfer dann mit seiner Stimme durch eine Meditation. Eine Alternative zur Flötenmusik ist ruhige Musik von Kassette oder CD.

Meditationsvorbereitung

Schaffen Sie im Meditationsraum eine beruhigende und behagliche Atmosphäre. Ideal ist ein weißer Raum, gut geheizt und mit Pflanzen geschmückt, der nach Räucherstäbchen duftet. Haben Sie eine Weile der Musik gelauscht und fühlen Sie sich ruhig, können Sie abwechselnd eine Meditation vorlesen. In den Texten wird das vertrautere »Du« benutzt.

Die Wahl der Zeit

Ich meditiere am liebsten sofort nach einer Massage, weil die Fantasiereise danach für mich wie eine poetische Abrundung ist. Aber natürlich können Sie die Meditation zu jeder Zeit durchführen, die Ihnen geeignet erscheint.

Eine mystische Reise

Diese Meditation ist die erste, die ich während meiner Ausbildung bei Kenneth Ray Stubbs in San Francisco erlebt habe. Sie besteht aus einer Reise durch eine fremde Landschaft, die mir genau in Erinnerung geblieben ist. Das Ziel einer sinnlichen Meditation ist es, die sinnliche Fantasie anzuregen. Deshalb werden nicht viele Details beschrieben, sondern nur grobe Umrisse. Dadurch haben Sie die Freiheit, die Handlung mit Ihren eigenen exotischen Fantasien zu füllen. So hat jeder sein ganz persönliches Erlebnis. Achten Sie bei jeder Meditation darauf, dass Sie bequem liegen und entspannt sind, bevor Sie anfangen.

Du hörst das Rauschen der Brandung und gleichzeitig das Geräusch der Kiesel, die von den Wellen ins Meer gezogen werden. Die Sonne steht tief am Himmel, und dir fällt auf, dass sie älter und größer aussieht und einen tiefroten Kupferton hat.

Pause

Betrachte nun genau den Strand, an dem du angespült wurdest. Die Steine und Kiesel sind in das Kupferlicht getaucht und leuchten purpurn. Das Meer ist warm und rötlich, und du fragst dich, was wohl in seiner Tiefe sein mag.

Pause

Du stolperst aus der Brandung heraus und fällst auf den Sand nieder. Woher bist du gekommen? Und wo wirst du jetzt hingehen?

Pause

Du wirst von einem überwältigenden Bedürfnis nach Schlaf übermannt, völlig erschöpft vom Kampf mit dem Wasser. Du kriechst weiter vom Wasser weg und findest eine weiche Sanddüne, die warm ist von der Sonne. Du kuschelst dich hinein, dein Körper wird schwer, du schläfst ein.

Pause

Und während du schläfst, träumst du.

Pause

In deinem Traum kommt ein fremdes Wesen den Rand der Brandung entlanggekrochen. Es sucht nach etwas.

Pause

Es sucht nach dir. Es kriecht auf dich zu und hält neben dir inne. Es ähnelt keinem Wesen, das du kennst, und doch spürst du, dass es intelligent ist. Es ist kein Tier, es ist ein denkendes Wesen. Du empfindest keine Angst. Stattdessen möchtest du instinktiv Kontakt herstellen. Du berührst das Wesen vorsichtig. Wie fühlt es sich an?

Pause

Das Wesen berührt seinerseits dein Gesicht. Es drückt etwas auf dein Gesicht und dann auf viele andere Teile deines Körpers. Bald bist du bedeckt von diesen kleinen Druckpunkten. Dann tritt das Wesen zurück und schwenkt einen viereckigen Stein in deine Richtung. Alle Druckpunkte kribbeln.

Pause

Sieh dir deinen Körper an. Was siehst du?

Pause

Während du dich betrachtest, merkst du, wie aus jedem Druckpunkt etwas herauswächst und dich umwickelt. Erschrocken versuchst du zu entkommen. Dann wachst du auf. Du siehst, dass dein Traum Wirklichkeit ist. Du bist eingehüllt in ein Netz leichten seidigen Materials und kannst dich nicht rühren.

Pause

Panik überkommt dich, aber in deinem Kopf erklingt eine beruhigende Stimme. Keine Angst, sagt sie, ich will dir nichts tun. Ich meine es gut mit dir. Und wunderbarerweise verfliegt deine Angst, und dein ganzer Körper fühlt sich mit einem Mal leicht an. Du merkst, dass du fliegst.

Pause

Du fliegst über die fremde Landschaft. Die Farben und die Oberfläche sind so anders als bei dir zu Hause, und doch kommt dir das Land warm und angenehm vor. Betrachte diese wunderschöne Landschaft. Was siehst du?

Pause

Dein Körper lässt sich auf einer Wolke nieder. Sie fühlt sich wie Baumwolle an. Während du dich hineinschmiegst, erzeugt der Druckpunkt auf deiner Stirn in dir ein Gefühl von perfekter Schönheit. Noch nie hast du dich so still und so rein gefühlt. Du möchtest Flügel ausbreiten und über die ganze neue Welt fliegen.

Pause

Während du in deiner Wolke liegst, fällt der seidene Kokon von dir ab und enthüllt deinen nackten und vollkommenen Körper. Du besitzt die Schönheit, die du dir immer gewünscht hast.

Pause

Während du dich an dieser Schönheit erfreust, beginnt die Wolke neben dir, sich zu drehen. Die Gestalt eines schönen Liebhabers wird sichtbar, der nun neben dir liegt. Es ist genau der Liebhaber, nach dem du dich immer gesehnt hast.

Pause

Nichts, was dieser Liebhaber tun oder sagen wird, wird dich jemals verletzen. Du weißt, du kannst ihm ganz vertrauen. Ein wunderbares Gefühl, nach Hause gekommen zu sein, steigt in dir auf und durchdringt dich ganz und gar.

Pause

Dein Geliebter nimmt deine Hand und geht mit dir zu einer tanzenden Flamme. Es ist die Flamme des ewigen Lebens. Du siehst alle Farben ihres Lichts vor dir ausgebreitet.

Pause

Weiße, pure Energie sickert in jede Pore deines Körpers. Du fühlst, wie du schmilzt und wieder Form annimmst. Du bist rein, durchscheinend vor Sinnlichkeit. Schon eine federleichte Berührung würde dich in höchste Ekstase versetzen.

Pause

Angefüllt mit dieser Ekstase, ergießt du dich als weißer Lichtstrahl zurück – in die Brandung, aus der du kurz vorher gekommen bist. Aber jetzt wechselt die Brandung die Farbe. Als du hineintauchst, sendet dein gleißendes Weiß kristalline Reinheit aus, und das Meer erstreckt sich glitzernd und klar tausende Kilometer um den Planeten.

Pause

Du bist vollkommen. Gib dich dem Meer hin, lass dich von seiner Reinheit anfüllen und waschen und endlos erneuern. Du bist rein und weiß, erfüllt von tiefem strahlenden Frieden.

ENDE

Reise ins Innere

Bei der Sinnlichkeit geht es um weitaus mehr als um Sex. Sinnlichkeit entsteht, wenn wir etwas berühren, wenn wir harmonische Klänge hören, üppige Farben sehen oder uns von Schönheit erfüllt fühlen. Die folgende Meditation ist nicht direkt sexuell, aber sie soll Ihre sexuelle Fantasie anregen. Die Fantasie ist ein mächtiges Werkzeug. Durch sie können wir vergangene Ereignisse wieder erleben oder die Zukunft vorwegnehmen. Wir können selbst Teil einer Fantasie sein, und die Fantasie beeinflusst unsere Stimmung. Es folgt eine Meditation über das Reisen, und ich hoffe, dass Sie sich daran erinnern, wie es im Himmel war. Sie werden zurückgeführt zu Ihren frühesten Erlebnissen von Sinnlichkeit, in eine Zeit des Vor-Bewusstseins.

Deine Augen sind geschlossen. Dir ist warm und behaglich zumute, du bist zusammengerollt. Du fühlst dich sicher und aufgehoben und hörst vertraute, beruhigende Geräusche. Etwas umgibt dich, und um deine Freiheit zu testen, streckst du einen Arm aus und drückst gegen die nahe Außenseite der dich umgebenden Welt. Du fühlst und erforschst sie mit deinen Fingerspitzen und Handflächen.

Pause

Öffne deine Augen. Irgendwo unter dir leuchtet es rötlich. Es gibt wenig zu sehen, aber viel zu berühren. Wieder fährst du mit einer Hand über den Rand deiner Welt. Er ist weich und elastisch und gibt etwas nach. Plötzlich wird der Druck deiner forschenden Hand von außen erwidert. Ein Kontakt!

Pause

Du erwiderst den Druck. Mit einem Mal hörst du Geräusche. Sie haben keine Ähnlichkeit mit der Harmonie der Tiefe, der Tiefe, in der du so lange eingetaucht warst. Du schreckst zurück, überrascht vom Lärm der äußeren Welt.

Pause

Die Geräusche formen sich zu einem eigenen Muster, einem Takt, einer Art Rhythmus. Du bewegst dich, schwingst hin und her, die Flüssigkeit rauscht zwischen deinen Gliedmaßen erst in die eine, dann in die andere Richtung; sie umströmt deinen Körper, streicht dir über die Haut, bis es sich anfühlt, als setzte sich alles in deinem Inneren fort.

Pause

Deine Gliedmaßen sind eins mit der Flut. Alles strömt, wie Seetang, der mit dem Meer fließt. Die Flut kommt und geht. Der Flaum auf deinem Körper bewegt sich mit der Strömung. Du atmest mit Ebbe und Flut des Wassers ein und fühlst dich wie der Ozean selbst.

Pause

Der Rhythmus dauert an. Du fühlst einen Druck, ein mächtiges Pressen. Du wirst fest gegen die Wand deiner Welt gedrückt, aber es ist auch angenehm. Es ist schön, gedrückt zu werden. Deine Haut kräuselt sich. Auf deiner Brust und zwischen deinen Beinen kribbelt es. Du hebst die Arme, und da ist wieder dieses angenehme Kribbeln. Eine Welle der Harmonie und Sinnlichkeit umfließt dich. Freude breitet sich in deiner klaren Welt aus, pures Vergnügen schäumt und sprudelt um dich herum. Du atmest die Schärfe von Sinnlichkeit ein.

Pause

Du bist ein Teil dieser Welle der Freude. Was durch das Wasser hindurchfließt, fließt auch durch dich hindurch. Und die deine Glieder umströmende Flüssigkeit fließt immer schneller, reibt all deine winzigen Poren, vor und zurück, bis du denkst, du löst dich gleich in dieser Freude auf.

Pause

Eine große Welle der Zufriedenheit breitet sich in dem Meer um dich herum aus und badet dein Gesicht. Du atmest die Endorphine ein und öffnest den Mund, du bist in einem Glückszustand durch diese Wunderdroge, die deine Welt erfüllt und in dein ganzes Wesen einsickert.

Pause

Plötzlich drückt etwas hart gegen dich. Es tut weh. Noch einmal. Und doch fühlt die Wolke der Freude, aus der du auch bestehst, den Schmerz als anderes Extrem. Es ist eine andere Art der Sinnlichkeit, die andere Seite davon. Der Schmerz, der zugleich Freude ist, wird Teil deines Ganzen. Wie könntest du die Freude kennen, ohne ein bisschen Schmerz?

Pause

In deiner Welt bewegen sich die Wände. Bedrohlich kommen sie auf dich zu, als wollten sie dich wegdrücken. Aber du bleibst da, wie ein winziger Korken auf einem großen Ozean hüpfst du auf und ab. Du hältst stand.

Pause

Während du dich noch fragst, ob du Angst haben musst, rauscht mit einem Mal ein Strom reiner Ekstase über deine Haut. Der Tumult im Wasser, der Schmerz von außen, die Freude in dir – das Chaos ist zu groß, du wirst willenlos.

Pause

Du lässt dich gehen. Von einer Seite zur anderen geschleudert, gestreckt, umwickelt, gedrückt, wieder auseinander gezogen – deine Welt ähnelt einem Sturm auf See. Und doch schaukelst du weiter auf und ab, auf und ab.

Pause

Der Sturm legt sich. Das Wasser glättet sich. Der Druck lässt nach. Und da bist du, unversehrt in dem sich beruhigenden Sturm. Du kannst alles überstehen. Und während du vor dich hin träumst, hörst du es in deinem Kopf singen. Das Singen kommt aus der äußeren Welt. Viele Male werden dort zart und voller Glück die Worte wiederholt: Ich liebe dich, ich liebe dich, ich liebe dich.

Pause

Liebe in dir ist gut. Liebe ist ein Abenteuer. Liebe bedeutet Handlung und Verführung und überwältigende Freude. Liebe ist auch Schmerz, aber solch verführerischer Schmerz. Und Liebe heißt Überleben – du bist da, und da ist das Meer, und da, über allem, ist der ständige Rhythmus eines Herzschlags. Und du denkst, so kann es immer weitergehen. Und es geht weiter. Es geht in dir weiter und es geht im Traum deines Kindes weiter und in den Gedanken deiner Brüder und Schwestern. Das Meer, die Reise über das Meer, der Sturm, das Überleben sind die frühesten menschlichen sinnlichen Erfahrungen, die uns für die kommende Welt prägen.

ENDE

Die Wiese

B ei der folgenden Meditation müssen Sie flach auf dem Rücken auf einer bequemen Unterlage liegen und die Augen geschlossen halten. Wenn Sie an einigen Stellen aufgefordert werden, die Augen zu schließen, geschieht dies nur innerhalb der Meditation. Tatsächlich haben Sie Ihre Augen die ganze Zeit geschlossen.

Sinnlichkeit hat viele verschiedene Facetten. Schönheit und Erotik sind sinnliche Komponenten, aber sinnlich wirken auch Emotionen, die man nicht sofort damit in Verbindung bringt, zum Beispiel Vertrautheit, Sicherheit, das Gefühl von Kontinuität, das Bewusstsein, dass jemand im Hintergrund auf einen wartet.

Die folgende Meditation ist eng mit visuellen Eindrücken und Gerüchen verbunden.

Du liegst auf weichen Gräsern und hörst das Summen von Insekten. Ein warmer Luftstrom bewegt die winzigen Haare auf deiner Haut, und von weither tönt das Zwitschern und Rufen von Vögeln. Wenn du mit deinen Handflächen über den Boden streichst, fühlst du kleine, weiche Grasbüschel.

Pause

Streiche über das Gras. Fahre mit den Fingern hindurch. Die dünnen Halme gleiten wie samtige Bänder über deine Hände.

Pause

Öffne die Augen, aber nur in deiner Vorstellung, nicht wirklich. Um dich her sind hohe, wehende Wiesengräser, die in dem leichten Wind, der dir übers Gesicht streicht, hin- und herschwingen.

Pause

Aus dem Augenwinkel siehst du eine leuchtend rote Blume, dann noch eine, dann viele verstreut in dem Gras um dich herum. Unten an deinem rechten Fuß ist eine kleine blaue Kornblume, links von dir sind gelbweiße Gänseblümchen.

Pause

Der Wind wird immer stärker. Fühlst du ihn auf deiner Haut? Die feuchte Luft weht durch die Wiese, und alle Blumen und Gräser kommen wie eine Welle auf dich zu, ein riesiges Wogen von einer Seite der Wiese zur anderen.

Pause

Jetzt schließt dieses Wogen dich mit ein. Dein Haar weht im Wind, deine Gliedmaßen werden schwerelos und du wirst fortgetragen. Dein Körper schwebt durch das Gras, die Graswedel und Blumen streichen dir sanft übers Gesicht, während du die Wiese überquerst.

Pause

Während du fliegst, bestreichen die vielfarbigen Blumen deine Haut mit Pollen, und bald bist du über und über mit einem Muster aus blauen, roten, gelben, weißen und grünen Streifen und Flecken bedeckt. Du passt zu der Wiese, du bist die Wiese. Und doch fliegst du noch immer auf der Höhe der Insekten durch die langen Stiele und Blätter hindurch.

Pause

Sieh nach links. Dort fliegt ein Kaninchen, das vom selben Wind getragen wird. Seine Nase bebt, sein kurzes Fell teilt sich durch das Tempo seiner Reise. Eine Zeit lang seid ihr beide nebeneinander. Greif hinüber und streichel seinen Rücken. Das Kaninchen sieht dich in stummer Freude an, bevor es in eine andere Richtung geweht wird und bald nur noch ein schwarzer Punkt ist. Deine Flugreise geht weiter, du strömst durch die Wiese, die jetzt so weit wie eine Grassteppe erscheint.

Pause

Der Wind lässt nach. Langsam und sanft landest du am Ufer eines kleinen Flusses. Lehn dich nach vorn und sieh ins Wasser.

Pause

Kannst du die Fische sehen? Kannst du die Bewegungen ihrer Flossen erkennen, während sie sich im Schatten außerhalb der Strömung halten?

Pause

Weit weg grasen am Ufer schwarzweiße Kühe. Hör genau hin, kannst du es hören? Ihre Kinnladen mahlen das üppige Wiesengrün, das sie sich immer wieder ins Maul schieben.

Pause

Die Sonne scheint dir angenehm auf den Rücken. Setz dich ans Ufer und lass deine Füße im Wasser baumeln. Entspann dich und genieße den Moment.

Pause

Schließ deine Augen wieder und lausche aufmerksam. Kannst du das Wasser hören? Ganz nah hörst du tropfende Geräusche, aber der Fluss selbst wirbelt und strudelt. Und ganz weit weg, du kannst es kaum hören, ist das nicht das gedämpfte Rauschen eines Wehrs? In der Luft ist ein Schwirren, und du öffnest die Augen. Ein kleiner blauer Vogel fliegt in ein Loch auf der anderen Uferseite. Halte den Atem an und warte.

Pause

Der Vogel taucht wieder auf und fliegt wie ein Pfeil in das Wasser genau vor dem Uferstück, auf dem du sitzt. Als du hinunterschaust, siehst du ihn. Er ist unter Wasser, packt mit dem Schnabel eine Elritze, schießt wieder aus dem Wasser heraus und zu seinem Nest am anderen Ufer. Kannst du die Farben seines Gefieders sehen? Die blauen und grünen Töne und den schillernden Glanz?

Pause

Während du faul in der Sonne liegst, eingelullt vom Geräusch des fließenden Wassers, döst du fast ein. Da hörst du, wie von weit her jemand nach dir ruft. »Hu-hu. Wo bist du? Bist du da?« Du erkennst die Stimme. Es ist jemand, den du liebst, jemand, bei dem du dich sicher fühlst. Und glücklich. Wer ist es? Kannst du die Person vor dir sehen?

Pause

Du wirst gerufen, um zum Kaffee nach Hause zu kommen. Ohne Eile läufst du über die Wiese zurück, der einladenden Stimme entgegen. Deine Füße streifen durch die langen Grashalme und die wilden Blumen, bis du zu einem Schwarm kleiner Schmetterlinge kommst, die um eine Gruppe roter Blüten herumflattern. Bleib stehen und sieh dir genau ihre zarten Bewegungen an. Kannst du sehen, wie sie mit den Flügeln schlagen, wie sie einen komplizierten Tanz aufführen, während sie umeinander her fliegen?

Pause

Halte einen Schmetterling mit deinem inneren Auge fest. Lass ihn mitten im Flügelschlag gefrieren, sodass du das Leuchten seiner Farben betrachten kannst. Was für ein Blau haben seine Flügel? Bleibt es immer gleich, oder ändert sich der Farbton? Wird es dunkler oder heller? Schimmern und schillern die Flügel? Oder haben sie das blasse, flache Blau von Buchillustrationen? Dies ist dein Schmetterling. Du kannst ihm jede Blautönung geben, die du dir wünschst.

Pause

Dann lass ihn wieder los. Lass ihn zurück zu seinen Gespielen flattern. Während du wieder den Tanz der Schmetterlinge betrachtest, hörst du in der Ferne den Ruf: »Hu-hu. Wo bist du?« Du gehst weiter.

Pause

Die Wiese neigt sich abwärts, und du merkst, wie du schnell bergab läufst. Hier ist das Gras von einem leuchtenden Smaragdgrün, abgefressen von Kaninchen, zerfurcht von ihren winzigen Gängen. In der Ferne, am Fuß des Hügels, steht in einem kleinen Tal ein Haus. In seiner Tür erkennst du eine winzige Figur, die dir zuwinkt.

Pause

Wie sieht das Haus aus? Es ist das einzige Wohnhaus im Tal. Kilometerweit sind nur Bäume und Felder und ein paar Schuppen. Aber wenn du dich anstrengst, kannst du am Horizont weiße Rauchsäulen aufsteigen sehen; dort ist ein Dorf.

Pause

Während du den Hügel hinunterspringst, kannst du das Haus immer klarer sehen, je näher du kommst. Wessen Haus ist es? Du weißt, dass du dort willkommen bist. Du weißt, dass du erwartet wirst. Als die Person in der Tür dich kommen sieht, geht sie ins Haus. Essensduft mischt sich mit den Gerüchen der Landschaft. Plötzlich hast du Hunger und freust dich auf das Essen. Du rennst auf das Haus zu.

Pause

Als du das Haus betrittst, geht hinter dir die Sonne unter. Der Tag geht zu Ende, und das Zimmer ist von Kerzen erleuchtet. Der Geruch von Gebackenem hängt in der Luft. Am Herd im Dunkeln am Ende des Raumes dreht sich eine lächelnde Person zu dir um. Sie trägt dir eine Platte mit einem Berg dampfenden Gebäcks entgegen und bietet es dir an. Du bist nach Hause gekommen.

ENDE

Der Lebensbaum

Diese letzte Meditation beruht auf einer Zeichnung, die der Lebensbaum heißt. In der Abbildung sind viele kleine Figuren zu sehen, die auf dem Baum oder unter ihm hocken. An bestimmten Stellen der Meditation können Sie selbst entscheiden, wo auf dem Baum Sie sein möchten. Sie sollen überlegen, wo Sie sich am wohlsten fühlen würden, und dann über die Gründe für Ihre Wahl nachdenken. Nachdem Sie die Meditation beendet und »Ihren Baum erstiegen« haben, lassen Sie sich noch etwas Zeit, um sich zu besinnen. Überlegen Sie, was für ein Gefühl Sie dabei gehabt und an welcher Stelle des Baumes Sie sich am wohlsten gefühlt haben.

Du stehst vor einem Bild mit einem riesigen, weit ausladenden Baum. Am Fuß des Baumes, in halber Höhe seines Stammes und auf seinen Ästen sind Menschen, kleine Männer und Frauen, die tanzen und singen, sich abmühen und schluchzen, klettern und fallen. Der Baum ist voll von ihnen. Sie sind überall. Sogar in den obersten dünnen Zweigen, die im Wind schaukeln und aussehen, als würden sie jeden Moment brechen, sitzt jemand. Er schaut nach oben und fragt sich wohl, wie viel weiter er noch gefahrlos gehen kann.

Pause

Während du den Baum betrachtest, beginnen die Menschen, sich zu bewegen. Einige klettern, zwei, die nebeneinander sitzen, küssen sich und ein anderer in einer Astgabel in der Baummitte winkt dir zu.

Pause

Jetzt kannst du das Knarren der Zweige hören und das Rascheln der Blätter und das Reden der Menschen, die wie Stare in den Zweigen hocken. Die winkende Person ruft dir etwas zu.

Pause

»Komm hoch!«, ruft die Person. Etwas überrascht schaust du dich um und siehst, dass du in dem Bild stehst, vor dem großen Baumstamm. Du bist tatsächlich gemeint. Du schaust dir den Rufer genauer an, er sieht nett aus.

Pause

»Es ist leicht hochzuklettern«, ruft er. »Hab keine Angst!«

Pause

Du nimmst den Fuß des Stammes näher in Augenschein. Dort ist schon jemand und gibt sich große Mühe hinaufzukommen, aber es will nicht gelingen. Einen Fuß hat er noch immer am Boden. Du fühlst, dass du es besser könntest, wenn du nur diesen ersten Teil hochkämst. Der Stamm ist rau, und obwohl es am Anfang keine Äste gibt, hast du das Gefühl, wenn du nur einen Halt für deine Zehen fändest, könntest du es bis zum ersten großen Ast schaffen.

Pause

»Tu's nicht«, sagt eine Stimme hinter dir. Du schaust dich um und siehst eine Person, die hingefallen ist und gerade aufsteht. Sie umfasst ihre Schulter, die offensichtlich schmerzt. »Es ist unmöglich. Ich habe mir wehgetan.«

Pause

Du zögerst. Du willst dir nicht wehtun. Aber die Spitze des Baumes macht einen einladenden Eindruck. Und außerdem sieht die Person, die dich gerufen hat, attraktiv aus. Wenn die anderen hochkommen, kannst du es sicher auch. Zwei andere liegen im Gras am Fuß des Baumes. »Hier ist es wirklich schön«, sagen sie. »So wunderbar kühl im Schatten.« Als du dich umsiehst, merkst du, dass es ein glühend heißer Tag ist und der Baum Schatten vor den Sonnenstrahlen spendet. Du bist versucht, dich neben die anderen zu legen und es dir bequem zu machen, anstatt dich mit dem Hochklettern abzumühen.

Pause

Aber während du noch zögerst, ruft die Stimme wieder: »Es ist sehr schön hier oben. Komm hoch!« Du siehst den Rufer in der Astgabel stehen wie einen Matrosen in der Takelage eines großen Segelschiffes. Hoch oben geht ein Wind durch die Baumkrone, die Blätter dort bewegen sich.

Pause

Du beschließt, es zu versuchen. Vorher schaust du noch mal genau zu der rufenden Person hinauf. Ist sie männlich oder weiblich? Ist sie schwarz, weiß oder asiatisch? Groß oder klein? Kräftig oder zart? Welche Farbe hat ihr Haar? Ist es glatt oder lockig? Was für Kleidung trägt sie? Was an dieser Person macht sie attraktiv? Was für einen Ausdruck hat ihr Gesicht?

Pause

Nachdem du diesen neuen Freund genau betrachtet hast, beginnst du hinaufzuklettern. Die Person auf dem ersten Ast hilft dir bei dem ersten schwierigsten Teil. Einen Moment lang glaubst du, du würdest wieder hinunterfallen, aber du erlangst dein Gleichgewicht wieder und stehst nun sicher und schaust hoch zu den nächsten Zweigen.

Pause

Von hier aus hat man schon einen schönen Ausblick. Was kannst du um dich herum sehen? Was für eine Landschaft erstreckt sich vor dir? Es ist schön hier bei den anderen, so schön, dass du in Versuchung kommst, hier zu bleiben. Würde es denn etwas ausmachen, wenn du nicht höher klettern würdest? Du musst ganz bestimmt nicht weiter. Wenn du möchtest, kannst du dich entscheiden, hier auf dem ersten Ast zu bleiben.

Pause

(Wenn du dich entscheidest, hier zu bleiben, lies den nächsten Absatz und hör dann auf. Willst du weiterklettern, lass den nächsten Absatz aus und lies bis zum Ende weiter.)

Du fühlst dich sicher hier. Du hast das schwerste Stück geschafft, das ist die Hauptsache. Du fängst eine Unterhaltung mit der Person am Fuß des Baumes an und als du schließlich wieder hinabsteigst, hilft sie dir. Vielleicht ist es schade, dass du dem Rufer nicht begegnet bist. Aber du weißt, dass du etwas Mutiges getan hast. Und du denkst, dass der Rufer das nächste Mal bestimmt wieder da sein wird.

Pause

Aber du hast das Gefühl, noch nicht weit genug zu sein. Hoch oben siehst du die anderen in dem sich wiegenden Baum. Hier unten ist der Baum so ruhig, so fest, nichts bewegt sich. Und du willst sowieso zu dieser Person hinauf.

Pause

So kletterst du weiter. Jetzt ist es viel leichter. Natürlich musst du vorsichtig sein, aber wenn du dich gut fest hältst, bist du sicher. Du überholst andere, die auf den Zweigen sitzen oder stehen und zum Horizont schauen.

Pause

233

Du bist jetzt nicht mehr weit von der Astgabel, wo dein neuer Freund wartet. Als du näher kommst, hält er sich mit einem Arm am Stamm fest, zieht dich das letzte Stück hoch und umarmt dich zur Begrüßung. Es fühlt sich gut an.

Pause

Eine Zeit lang genießt du den Ausblick und das Gefühl der Freundschaft. Nach einer Weile wird dir bewusst, dass es noch einen höheren Teil gibt. Du möchtest unbedingt bis zur Spitze hochsteigen. Du weißt, dass dir der Tag unvollendet vorkommen wird, wenn du nicht so weit kletterst, wie du nur kannst. Und du fühlst ziemlich sicher, dass du noch einige Stufen schaffen kannst. So kletterst du vorsichtig weiter, wobei du vorher sorgfältig die kleiner werdenden Äste testest.

Pause

Das Gefühl in der Baumspitze ist berauschend. Der Wind weht über dein Gesicht und durch dein Haar. Hier oben ist es ruhig, das Reden der anderen auf den unteren Stufen ist nicht zu hören. Die Sicht erstreckt sich kilometerweit über die weite Landschaft, erst in der Ferne siehst du die Dächer einer großen Stadt.

Pause

Zufrieden aufseufzend drehst du dich um, um wieder hin-
abzusteigen. Du verlierst den Halt und fällst. Zuerst fällst
du im Zeitlupentempo, aber je näher du dem Boden
kommst, desto schneller wirst du. Jeden Moment wirst du
aufschlagen. Was kannst du tun? Kannst du gerettet werden?

Pause

Ja, das kannst du. In letzter Sekunde breitest du die Arme
aus und fliegst. Du steigst steil vom Boden auf wie eine
kleine Rakete, und dann umkreist du den Baum. Du bist
völlig sicher. Du kannst auf den Baum, wo immer du
willst, und du wirst dort sicher sein. Du hast die Wahl, was
du tun willst und wohin du gehen willst.

Pause

Wirst du zu deinem neuen Freund zurückfliegen oder wieder in die Spitze hinauf? Wirst du andere Zweige ausprobieren und andere Leute treffen? Deine Entscheidung wird
dir etwas über deinen eigenen Charakter sagen. Aber es ist
allein deine Entscheidung. Nimm dir zum Nachdenken
darüber so viel Zeit, wie du willst. Du kannst auch ein an-
der Mal und immer wieder zu dem Baum zurückfliegen.

ENDE

Register